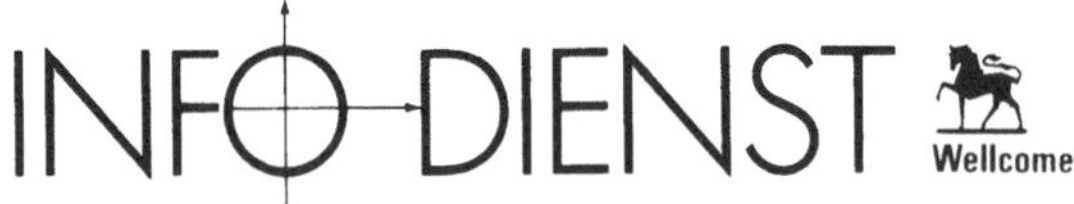
INFO-DIENST
Wellcome
Harnsäurestoffwechsel

Hyperurikämie und Gicht 5

Herausgegeben von N. Zöllner

Therapie und Prognose von Hyperurikämie und Gicht

F.-D. Goebel, W. Gröbner, R. Hartung
W. Löffler, W. Spann, N. Zöllner

Mit 60 Abbildungen

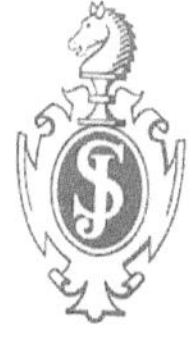

Springer-Verlag Berlin Heidelberg GmbH
1982

Prof. Dr. med. N. Zöllner
Vorstand der Medizinischen Poliklinik
der Universität München
Pettenkoferstr. 8a
D-8000 München 2

Prof. Dr. med. F.-D. Goebel
Dr. med. W. Löffler
Dipl.-Ing. W. Spann
Medizinische Poliklinik
der Universität München
Pettenkoferstr. 8a
D-8000 München 2

Prof. Dr. med. W. Gröbner
Kreiskrankenhaus
Tübinger Str. 70
D-7460 Balingen 1

Prof. Dr. med. R. Hartung
Urologische Klinik und Poliklinik
der Universität Essen
Hufelandstr. 55
D-4300 Essen

Dieses Buch ist ein Vorabdruck aus dem Werk „Hyperurikämie und Gicht", Zöllner, N. (Hrsg.)

© Springer-Verlag Berlin Heidelberg 1982
Ursprünglich erschienen bei Springer-Verlag Berlin Heidelberg New York 1982

Satz- und Bindearbeiten: G. Appl, Wemding. Druck: aprinta, Wemding
2121/3140-543210

ISBN 978-3-662-37426-9   ISBN 978-3-662-38178-6 (eBook)
DOI 10.1007/978-3-662-38178-6

Inhaltsverzeichnis

VI

VIII

1 Behandlungsprinzipien bei Hyperurikämie und Gicht

N. Zöllner

Als Einleitung in das Bändchen über die Therapie werden im folgenden einige Bemerkungen über die Prinzipien der Therapie gemacht. Die Wahl der Therapie und die Frage, welche Fälle überhaupt therapiewürdig sind, wird erst später, nachdem die einzelnen therapeutischen Möglichkeiten ausführlich dargestellt sind, erörtert.

Eine *Hyperurikämie* entsteht, wenn die Mechanismen der renalen und enteralen Ausscheidung die im Körper gebildete Harnsäure erst dann bewältigen können, wenn die Harnsäurekonzentration im Plasma und im Interstitium auf Werte über 6,5 mg/dl ansteigt. Dies wurde in Hyperurikämie u. Gicht 1, Harnsäurestoffwechsel, erläutert (Abb. 1). Hyperurikämie kann sowohl durch eine vermehrte Harnsäurebildung als auch durch eine Einschränkung der Ausscheidungsmechanismen bedingt sein. Es ist in der Therapie notwendig, sich stets daran zu erinnern, daß – unabhängig von der Ursache einer Hyperurikämie – letzten Endes ein Fließgleichgewicht zwischen Harnsäurebildung und Harnsäureausscheidung entsteht, wenngleich bei verschiedenen Harnsäurespiegeln. Insofern als der Therapeut bei der Behandlung der Hyperurikämie nicht in Stunden oder wenigen Tagen sondern in Wochen,

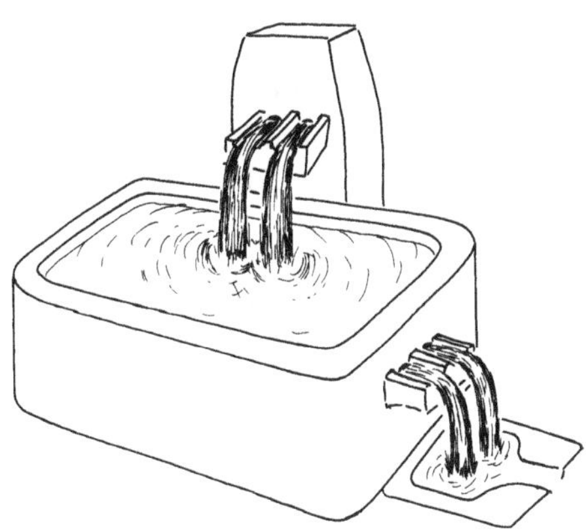

Abb. 1. Ein etwas ungebräuchlicher Brunnen, wie er vor allem in südlicheren Ländern gefunden wird, mit je zwei Zuflüssen und Abflüssen; leicht schematisiert

Monaten oder Jahren denkt, muß er auch davon ausgehen, daß im
Körper seines Patienten ein Zustand besteht, der einem Fließgleichgewicht der Harnsäurespiegel entspricht. Greift er durch Behandlung der
Hyperurikämie in dieses Fließgleichgewicht ein, so hat er ein neues im
Auge, welches niedriger, d. h. bei Plasmaharnsäurekonzentrationen
unter 6,5 mg/dl, liegt. Die Mechanismen, die er zur Veränderung dieses Fließgleichgewichtes in Gang setzt, sind bei der Anwendung von
Diät, Allopurinol (Zyloric) und Urikosurika (Probenecid, Benzbromaron) durchaus nicht die gleichen.

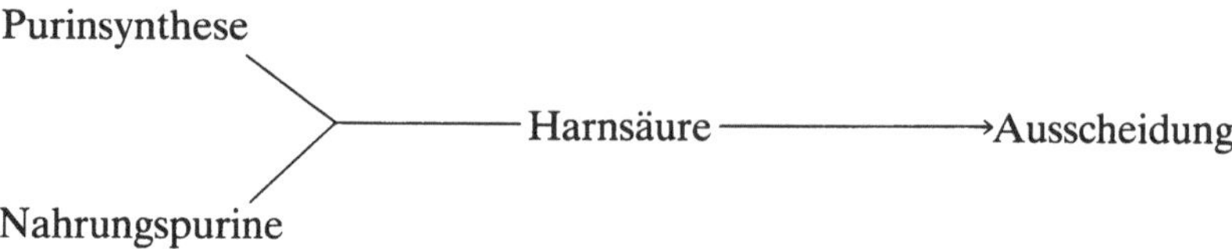

1.1 Verringerung der Harnsäurebildung

Eine Verringerung der Harnsäurebildung durch eine *Verringerung der
Zufuhr von Nahrungspurinen* hat keine nachteiligen metabolischen
Konsequenzen. Von den beiden Hähnen der Harnsäurezufuhr wird
einer kleiner gedreht, es entsteht weniger Harnsäure, im günstigsten
Fall eine Menge, die auch von gestörten Ausscheidungsmechanismen
noch bewältigt werden kann. Ungünstige Nebenwirkungen sind nicht
zu erwarten, und 1977 haben wir (ZÖLLNER u. GRÖBNER) gezeigt, daß
es durch eine Verminderung der exogenen Purine auch nicht zu einer
Vermehrung der körpereigenen Purinsynthese (Vermehrung der endogenen Purine) kommt. Seitens des Purinstoffwechsels besteht also auch
bei extremer Diät für den Patienten kein Risiko. Theoretisch könnte
man ein Risiko daraus konstruieren, daß eine Verringerung der Purinzufuhr auch zwangsläufig mit einer Verringerung der Eiweißzufuhr
einhergeht. Ein solches Argument zieht jedoch nicht, da in der Form
von Milch und Milchprodukten (bevorzugt Magermilchprodukten) ge-
nügend Ausweichmöglichkeiten für purinfreie Eiweißquellen bestehen, ganz abgesehen davon, daß der Eiweißbedarf des Menschen im
allgemeinen erheblich überschätzt wird.
Im Zusammenhang mit der Diät ist die *allgemeine Diätetik* der Hyperurikämie von Bedeutung. Der Alkoholkonsum vieler Gichtiker liegt
deutlich im oberen Bereich des landesüblichen, und im Blute findet
man nicht selten eine Hyperlipoproteinämie, meist vom Typ IV. Es

wäre eine schlechte Diätetik, wollte man diese beiden Punkte vernachlässigen, auch wenn im Augenblick „nur" die Beseitigung einer Hyperurikämie das Behandlungsziel ist. Tatsächlich bedeutet die Feststellung mehrerer Ernährungsfehler bei einem Patienten mit Hyperurikämie oder gar Gicht die zwingende Aufforderung, die Therapie nicht ausschließlich auf die Hyperurikämie zu richten, sondern eine umfassende Verbesserung der Eß- und Trinkgewohnheiten anzustreben.

Allopurinol (Zyloric und andere Mittel) hemmt die Xanthinoxidase, ein Enzym, welches die Oxidation von Hypoxanthin zu Xanthin und von Xanthin zur Harnsäure katalysiert. Dementsprechend steigen nach Gabe von Allopurinol im Interstitium und im Plasma die Konzentrationen von Hypoxanthin und Xanthin an, und sie werden im Harn vermehrt ausgeschieden, während bei der Harnsäure die gegenläufige Entwicklung stattfindet, die Harnsäurekonzentrationen im Plasma und die Harnsäureausscheidung nehmen deutlich ab.

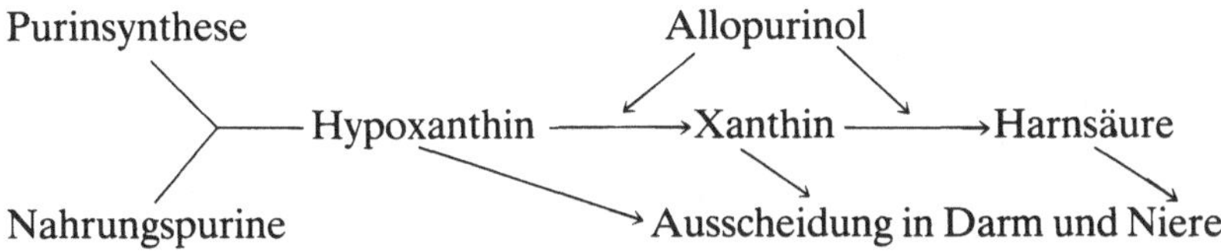

Der Anstieg der Oxipurine Hypoxanthin und Xanthin und der Abfall der Harnsäure im Plasma haben keine nachteiligen Folgen. Der Abfall der Harnsäure im Plasma hat dagegen außerordentliche therapeutische Wirkungen. Weil der Uratspiegel unterhalb des Löslichkeitsproduktes für Natriumurat liegt, können keine Mikrokristalle aus Urat mehr entstehen und der Auslösungsmechanismus für den Gichtanfall fällt weg. Dementsprechend *bleiben Patienten* unter einer ausreichenden Zyloric-Behandlung auf die Dauer *anfallsfrei.*

Die Senkung des Plasmaharnsäurespiegels unter das Löslichkeitsprodukt führt zur Auflösung von *Harnsäureablagerungen* (Tophi), die vom Wasser des Interstitiums erreicht werden. Dabei sollten aus physikalischen Erwägungen die Auflösungsvorgänge um so rascher erfolgen, je niedriger die Plasmaharnsäure ist. Anatomische Überlegungen machen indes eine so einfache Schlußfolgerung fraglich. Dementsprechend fehlen auch zuverlässige Angaben darüber, ob die Wiederauflösung von Harnsäureablagerungen von der Höhe des therapeutisch erzielten Harnsäurespiegels abhängt. Solange solche Angaben fehlen, wird man gut daran tun, den Harnsäurespiegel nicht allzu sehr zu senken, in erster Linie um mit möglichst geringen Arzneimittelmengen auszukommen.

Die durch die Hemmung der Harnsäurebildung hervorgerufene *Minderausscheidung der Harnsäure* im Harn verwandelt in den meisten Fällen den normalerweise bezüglich der Harnsäure übersättigten Harn in eine untersättigte Lösung. Damit fallen Voraussetzungen für die Harnsäuresteinbildung weg, und es ist ohne weiteres verständlich, daß Koliken durch Grieß nach Einleitung einer Zyloric-Behandlung alsbald aufhören, und zwar auch dann, wenn der Harn nicht ausdrücklich neutralisiert und verdünnt wird. Gleichzeitig mit der Verringerung der Harnsäureausscheidung kommt es zu einer vermehrten Ausscheidung von Hypoxanthin und Xanthin im Harn. Diese Mehrausscheidung ist im allgemeinen geringer als dies dem Rückgang der Harnsäureausscheidung entspricht, weil Hypoxanthin und Xanthin aus Nahrungspurinen vom Körper gar nicht erst im vollen Umfange resorbiert, sondern in den Darm zurückgegeben werden. Hypoxanthin und Xanthin sind im Harn löslicher als Harnsäure, so daß die Bildung von Xanthinsteinen sehr unwahrscheinlich ist und höchstens vorkommt, wenn im Intermediärstoffwechsel vermehrt Purine abgebaut werden. Nur bei stark gesteigertem Purinumsatz können die unter Allopurinoleinwirkung ausgeschiedenen Oxipurine Hypoxanthin und Xanthin im Harn erhebliche Konzentrationen erreichen, z. B. bei der Chemotherapie einer Leukämie, so daß Xanthinsteine entstehen. Wird also Allopurinol zur Behandlung der Hyperurikämie im Rahmen einer myeloproliferativen Krankheit, einer Leukämie oder im Rahmen der Chemotherapie eines Tumorleidens eingesetzt, so ist an das Risiko eines *Xanthinsteines* zu denken und eine ausreichende Diurese anzustreben. (Selbstverständlich bleibt auch unter diesen Umständen das Allopurinol den Urikosurika weit überlegen, weil das Risiko der Harnsäuresteinbildung unter Urikosurika wesentlich größer ist als das Risiko der Xanthinsteinbildung unter Allopurinol.)

Allopurinol ist eine den Purinen isomere Verbindung, vom Hypoxanthin unterscheidet es sich nur durch den Austausch je eines C- bzw. N-Atomes im Fünferring. Entsprechend seiner chemischen Struktur geht Allopurinol in viele *Reaktionen des Purinstoffwechsels* ein (s. S. 13, Hyperurikämie u. Gicht 1), und auch Abkömmlinge des Allopurinols sind ihrerseits stoffwechselwirksam. Die wichtigste der Reaktionen mit Enzymen des Purinstoffwechsels sind die Oxidation des Allopurinols zu Oxipurinol, einem Isomeren des Xanthins, welches auf die Xanthinoxydase die gleiche Wirkung ausübt wie Allopurinol selber, aufgrund seiner längeren Halbwertszeit aber sehr viel länger wirksam ist, sowie die Reaktion des Allopurinols mit einer Phosphoribosyltransferase, deren Reaktionsprodukt sowohl in den Purin- als auch in den Pyrimidinstoffwechsel eingreifen kann.

Letzten Endes hemmt Allopurinol durch seine Wirkung auf die Xanthinoxidase auch den Abbau anderer Substanzen, soweit er von der Xanthinoxidase katalysiert wird. Von klinischer Bedeutung unter diesen Hemmungen sind die Wirkungen auf den Stoffwechsel des Mercaptopurins, welches in freier oder kombinierter Form in der *Chemotherapie* nicht nur von Malignomen sondern auch von Krankheiten aus den Formenkreisen der Kollagenosen und der rheumatischen Krankheiten eingesetzt wird. Patienten, welche Mercaptopurin (Puri-Nethol) oder Azathioprin (Imurek) erhalten, sollten möglichst nicht mit Allopurinol behandelt werden. Ist die Behandlung einer durch diese Chemotherapie induzierten Hyperurikämie mit Allopurinol unerläßlich, so ist die Dosis des Chemotherapeuticums um 75 Prozent zu erniedrigen.

1.2 Erhöhung der Harnsäureausscheidung

Es gibt eine große Zahl von urikosurisch wirkenden Verbindungen, Verbindungen also welche die Harnsäureausscheidung im Harn erhöhen. Therapeutisch wichtig sind zur Zeit nur das Probenecid, das Sulfinpyrazon und das Benzbromaron. Es ist aber wichtig zu wissen, daß viele andere Substanzen urikosurische Wirkungen ausüben, in der Klinik am häufigsten das Aspirin und die marcumarähnlichen Verbindungen.

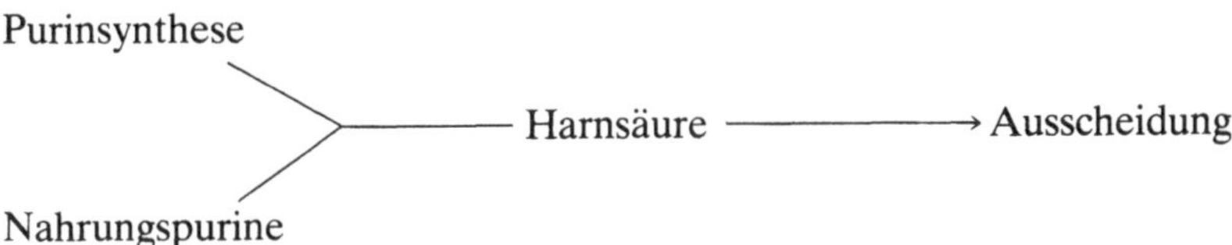

Urikosurika beeinflussen den tubulären Transport der Harnsäure. Da dieser Transport sowohl vom Lumen als auch in das Lumen des Tubulus geschieht, haben die meisten eine zweiphasige Wirkung. Am deutlichsten ist dies bei der Acetylsalicylsäure, die in niedrigen Dosen durch Hemmung der Harnsäuresekretion in das Tubuluslumen den Harnsäurespiegel erhöht, bei hohen Konzentrationen durch zusätzliche Hemmung der Harnsäurerückresorption aus dem Tubuluslumen jedoch eine vermehrte Harnsäureausscheidung und damit eine Verringerung des Harnsäurespiegels im Plasma erzielt. Aus dem Wirkungsmechanismus der Urikosurika folgt, daß die Erniedrigung des Plasmaharnsäurespiegels durch eine erhöhte renale Harnsäureausscheidung erzielt wird. Diese erhöhte Ausscheidung ist kurzfristig, wenn im Körper keine größeren Harnsäuredepots bestehen, sie kann lang anhalten, wenn durch die oben geschilderte Auflösung von Harnsäureablagerungen der Harnsäurezufluß in den Pool längere Zeit erhöht bleibt. Die Mehrausscheidung (damit aber auch der therapeutische Effekt) ist deutlich dosisabhängig, kann also gesteuert werden.

Die *Harnsäuremehrausscheidung* kann bei hoher Dosierung eines Urikosurikums so hohe Werte erreichen, daß die Harnsäure bereits im Tubulus ausfällt und eine Anurie resultiert. Sie kann mäßigen Grades sein und Steinkoliken (bevorzugt durch Gries) hervorrufen. Sie kann bei reichlicher oraler Purinzufuhr langfristig anhalten (weil die resorbierten Purine vermehrt im Harn ausgeschieden werden) und auch noch nach Wochen oder Monaten der Behandlung eine Steinbildung begünstigen.

Letzten Endes kann eine Wirkung der Urikosurika ausbleiben, wenn die *Nierenfunktion* eingeschränkt ist.

Im einfachen und heute vorherrschenden Fall einer frühzeitig entdeckten Gicht ohne Nephrolithiasis oder andere Nierenbeteiligung wird, da die Harnsäuredepots im Körper gering sind, die vermehrte Harnsäureausscheidung unter Urikosurika vorübergehender Natur sein und das neue Fließgleichgewicht bei verringerter Poolgröße sich bald herstellen. Grundsätzlich wird man aber bei einer Behandlung mit Urikosurika besonders darauf zu achten haben, daß die Purinzufuhr mit der Ernährung im Rahmen bleibt; mit Urikosurika behandelte Patienten sollte man mit Diätvorschriften versorgen.

1.3 Ausblick

Über der Zahl der Behandlungsprinzipien bei Hyperurikämie und Gicht darf nicht vergessen werden, daß ein Prozentsatz von Patienten mit Hyperurikämie und Gicht nicht an dem häufigen primären Stoffwechselleiden erkrankt ist, sondern ihre Hyperurikämie und Gicht aufgrund einer andersartigen Grundkrankheit entwickelt haben, meist einer myeloproliferativen Krankheit wie Polyzythämie, Myelofibrose oder chronische myeloische Leukämie. Bei diesen Krankheiten ist die Therapie der Grundkrankheit die Therapie der Wahl, und das gleiche gilt für die anderen Formen der *sekundären Gicht*, soweit die Grundkrankheit einer Behandlung zugängig ist (vgl. Hyperurikämie u. Gicht 2, Diagnose und Differentialdiagnose der Gicht, S. 31 ff.).

Therapieziel der Hyperurikämie und der Gicht ist die *Normalisierung des Harnsäurespiegels,* nicht eine extreme Erniedrigung oder gar eine Hypourikämie. Bei Patienten mit regelmäßiger Lebensführung (speziell bezüglich Eß- und Trinkgewohnheiten), und bei denen man sich auf die Einhaltung der Therapievorschriften verlassen kann, genügt es, den Harnsäurespiegel auf 5,5 mg/dl zu senken. Sind die Lebensumstände unregelmäßiger oder ist der Patient nicht ganz zuverlässig, so ist der dauerhafte und ununterbrochene Therapieerfolg mit Werten um 5,0 mg/dl wahrscheinlich zu sichern. Stärkere Senkungen des Plasmaharnsäurespiegels sind nutzlos (wie oben diskutiert) und bedeuten dementsprechend eine Überdosierung, die in jedem Falle korrigiert werden sollte.

2 Diät

W. Spann

2.1 Diät als Therapie – wann?

Diät – eine heute noch notwendige Form der Therapie? Die medikamentöse Behandlung der Gicht ist wirksam und erscheint zumindest derzeit problemlos.

Dennoch ergeben sich in der ärztlichen Praxis immer wieder gewichtige Gründe für eine diätetische Therapie.

Die Ernährung ist für die Entstehung und den Verlauf der Gicht sicher von entscheidender Bedeutung. Allein die Tatsache, daß nach Ende des 2. Weltkrieges in Deutschland die Krankheit Gicht so gut wie verschwunden war, rechtfertigt diese Auffassung. Mit zunehmendem Lebensstandard und somit üppigeren Eßgewohnheiten trat die Krankheit immer häufiger auf. Neuere epidemiologische Untersuchungen zeigen, daß in den USA 3% der erwachsenen Männer bis zum 65. Lebensjahr einen Gichtanfall erleiden (HALL et al., 1967). In einer ausgewählten Bevölkerung hat ZÖLLNER eine ähnliche Feststellung getroffen.

In welchen Fällen ist nun eine Diätempfehlung im Rahmen einer Therapie der Hyperurikämie angezeigt?

Eine spezielle Indikation für eine Diätempfehlung ist bei den Patienten gegeben, bei denen der Serumharnsäurespiegel Werte im unteren Bereich der Hyperurikämie aufweist, d. h. die Serumharnsäurekonzentration zwischen 6,5 und 8,5 mg/100 ml liegt.

In diesen Fällen ist eine medikamentöse Behandlung nicht indiziert, weil einerseits die Wahrscheinlichkeit des Auftretens einer Gicht gering ist, andererseits häufig menschliche Gründe für die Empfehlung besserer Eßgewohnheiten (und Trinkgewohnheiten) bestehen.

Kann auf die Anwendung von Medikamenten nicht verzichtet werden, so läßt sich durch ergänzende diätetische Maßnahmen die Arzneimitteldosis auf das Notwendige reduzieren, abgesehen davon, daß Gichtiker wegen ihres Lebenstils häufig Diätvorschriften brauchen.

Abkürzungen. AMP = Adenosin-5-monophosphat, Adenylsäure; ADP = Adenosin-5-diphosphat; ATP = Adenosin-5-triphosphat; JMP = Inosin-5-monophosphat; PRPP = 5-Phosphoribosyl-1-pyrophosphat; APRT = Adenin-Phosphoribosyltransferase; HGPRT = Hypoxanthin-Guanin-Phosphoribosyltransferase.

Allopurinol und Urikosurika verringern nur die Auswirkungen harnsäuresteigernder Eßgewohnheiten, eine Reduktion der Zufuhr von Purinkörpern muß auch heute noch mit Diätvorschriften erfolgen. Die Ernährungstherapie ist also auch heute noch ein wesentlicher Schritt in der Behandlung der Hyperurikämie dar; sie verringert Risiken und Kosten der Arzneimitteltherapie.

Im Folgenden soll der Einfluß der wichtigsten Nahrungsmittelkomponenten auf den Harnsäurestoffwechsel dargestellt werden. Zusammenfassende Diätempfehlungen und Lebensmitteltabellen finden sich am Ende des Kapitels (S. 34).

2.2 Welche Nahrungsmittel beeinflussen den Harnsäurestoffwechsel?

2.2.1 Purinkörper

Endprodukt des Abbaus aller Purinkörper und Ausscheidungsmetabolit des Purinstoffwechsels ist beim Menschen die Harnsäure. Der Gesamtbestand des Menschen an Harnsäure, der Pool, (Hyperurikämie u. Gicht 1, S. 57) wird durch 3 Größen beeinflußt: 1. Durch die Zufuhr mit der Nahrung (exogene Harnsäure), 2. durch die Neusynthese (endogene Harnsäure) und 3. durch die Ausscheidung.

Oral zugeführte Purine vergrößern den Harnsäurepool direkt, da sie zu Harnsäure abgebaut werden (Abb. 2). Oral zugeführte Kohlenhydrate, Fette und Eiweiße beeinflussen den Harnsäurestoffwechsel indirekt, indem sie entweder einen beschleunigten Abbau der ubiquitären Harnsäurevorläufer auslösen oder über Metabolite in die Harnsäureausscheidung eingreifen.

2.2.1.1 Mechanismen der Resorption
(s. auch Hyperurikämie u. Gicht 1, S. 19)

Die in der Nahrung enthaltenen Purinkörper sind überwiegend hochmolekulare Nukleoproteide, zu einem geringeren Teil Oligonukleotide und Purinbasen. Die proteolytischen Enzyme des Pankreas hydrolysieren die mit der Nahrung aufgenommenen Nukleoproteine und setzen Nukleinsäuren und Proteine frei. Die Nukleinsäuren werden von den Nukleasen (Ribonukleasen a und b, Desoxiribonuklease 1 und 2) zu Oligonukleotiden und weiter von den in der intestinalen Mukosa be-

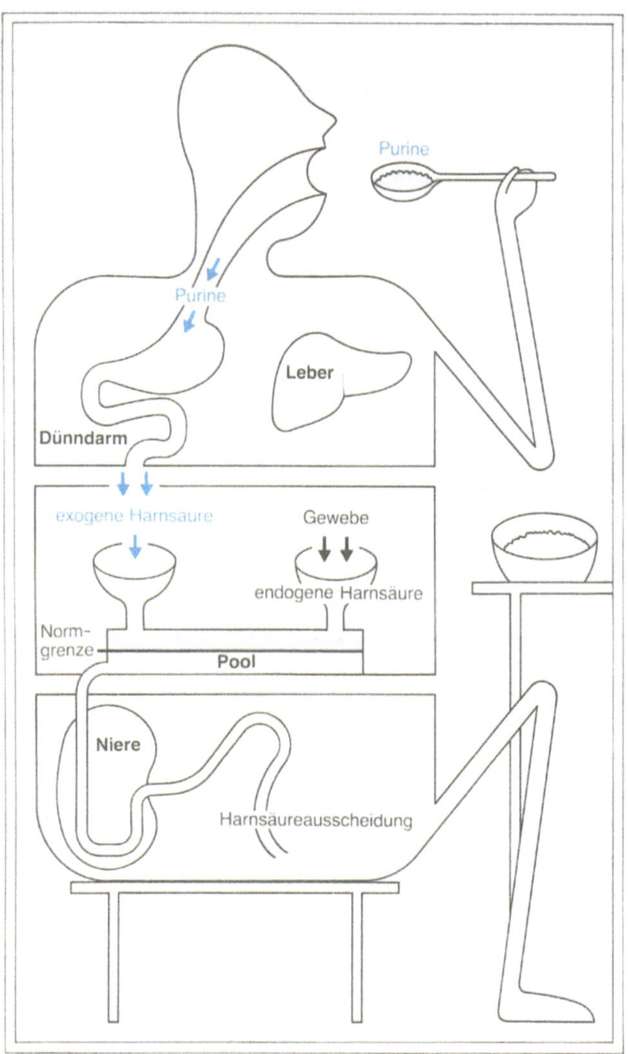

Abb. 2. Orale Purinaufnahme und Harnsäurestoffwechsel

findlichen Phosphodiesterasen zu Mononukleotiden gespalten. Gruppenspezifische Nukleosid-5-Phosphatasen, aber auch verschiedene unspezifische Phosphatasen spalten die Nukleotide in Nukleoside und Orthophosphat. Die Mukosazellen des menschlichen Dünndarms weisen eine hohe enzymatische Aktivität an Purinnukleosidphosphorylasen auf. Die Aufgabe dieser Enzyme ist die Spaltung der Nukleoside in

Zucker und Base, die Endprodukte dieser Spaltung sind Hypoxanthin und Guanin. Zur Resorption gelangen im wesentlichen Nukleoside, in kleineren Mengen auch freie Basen.

Auch die Enzyme, die den weiteren Abbau von Hypoxanthin und Guanin zu Harnsäure katalysieren, weisen in den Mukosazellen eine hohe Aktivität auf. Daraus folgt, daß ein großer Teil der resorbierten Purine bereits im Dünndarm zu Harnsäure abgebaut werden dürfte. Dies steht mit Untersuchungen im Einklang, die nach oraler Gabe von ^{15}N-markierten Hefenukleinsäuren zwar einen Einbau markierten Stickstoffs in Harnsäure, nicht aber in Nukleinsäuren verschiedener Gewebe fanden (WILSON et al., 1952).

Ein Teil der resorbierten Purine gelangt wahrscheinlich bereits als Abbauprodukt Harnsäure ins Blut und wird renal ausgeschieden. Etwa ein Fünftel der täglich insgesamt umgesetzten Harnsäure wird wieder ins Darmlumen abgegeben. Hier wird sie durch die Darmbakterien zum überwiegenden Teil abgebaut, ein Teil der entstehenden Zwischenprodukte wird nochmals resorbiert.

2.2.1.2 Wirkung exogener Purine

Wirkung purinarmer und purinfreier Diäten unter Versuchsbedingungen. Der Zusammenhang von Ernährungsgewohnheiten und Entstehung der Gicht war bereits Hippokrates bekannt. Ende letzten Jahrhunderts wurde begonnen, den bis dahin vermuteten Zusammenhang zwischen alimentären Faktoren und Gicht nach naturwissenschaftlichen Methoden zu untersuchen. Um die Jahrhundertwende gelang BURIAN und SCHUR (1900, 1901, 1903) der Nachweis, daß unter purinarmer Diät die Harnsäureausscheidung auf Werte um 200 mg/die absinkt. Diesen Wert nannten sie damals endogenen Harnsäurewert. Der Zusammenhang zwischen exogener Purinzufuhr und Harnsäurestoffwechsel war somit erwiesen. Epidemiologische Untersuchungen aus der Zeit während und nach den Weltkriegen konnten die Bedeutung der Ernährung nochmals bestätigen (GRAFE, 1953). Nach dem zweiten Weltkrieg wurde von mehreren Arbeitsgruppen das Verhalten von Serum- und Urinharnsäurekonzentrationen unter streng purinarmer Diät genau untersucht (Tabelle 1). Faßt man die Ergebnisse dieser Untersuchungen zusammen, so fiel im Durchschnitt *unter streng purinarmer Diät der Serumharnsäurespiegel unter* 5 mg/100 ml, (4,7 ± 0,8 mg/100 ml) *die Harnsäureausscheidung unter* 450 mg/die (420 ± 80 mg/die) ab (GRIEBSCH und KAISER, 1976).

Genaue Angaben über die endogen produzierte Harnsäuremenge lassen sich aber nur mit Hilfe völlig purinfreier Diäten ermitteln. Verab-

Tabelle 1. Harnsäureplasmaspiegel und Harnsäureausscheidung unter streng purinarmer Diät; n = Anzahl der untersuchten Personen (Nach GRIEBSCH u. KAISER, 1976)

n	Harnsäure Plasmaspiegel mg/100 ml	Harnsäure Ausscheidung mg/die	Autor
22	4,69±0,68	–	SEEGMILLER et al., 1961
20	4,7 ±0,6	392±66	WASLIEN et al., 1968
7	5,4 ±1,0	394±50	WASLIEN et al., 1970
7	3,15±0,30	343±96	GRIEBSCH und ZÖLLNER, 1970a

Tabelle 2. Serumharnsäure vor und nach Belastung mit 4 g RNS

Autor	Basiskost	Harnsäure im Serum (mg/100 ml) vor Belastung	nach Belastung
NUGENT u. TYLER 1959	purinarme Kost	4,88	7,40
SEEGMILLER et al., 1962	purinarme Kost	5,60	8,19
WASLIEN et al., 1968	purinarme Kost	4,9	7,68
WASLIEN et al., 1970	purinarme Kost	5,4	8,7
GRIEBSCH u. ZÖLLNER 1970a	purinarme Kost	4,5	7,44
GRIEBSCH u. ZÖLLNER 1970b	purinfreie F. D.	3,05	7,75

reicht man isoenergetische Mengen einer purinfreien Formeldiät, so verringert sich sowohl die Harnsäureausscheidung wie auch die Serumharnsäurekonzentration (Abb. 3). Nach etwa 10 Tagen stellt sich bei beiden Parametern ein Gleichgewicht ein. Unter diesen Gleichgewichtsbedingungen fällt im Durchschnitt bei Gesunden *während völlig purinfreier Diät der Serumharnsäurespiegel im Mittel auf 3,2 mg/100 ml und die Harnsäureausscheidung auf 350 mg/die ab.*
Wirkung verschiedener oral zugeführter Purinkörper auf den Harnsäurestoffwechsel. Untersucht man die Wirkung einzelner Purinkörper auf den Harnsäurestoffwechsel, so muß dies unter purinfreier Grunddiät erfolgen. Nach einer Vorperiode unter purinfreier Grunddiät allein, wird der zu untersuchende Purinkörper zugelegt. Um sicher zu gehen, daß vor Beginn der Purinzulage der endogene Gleichgewichtszustand erreicht ist, müssen für Vorperiode und Versuchsperiode jeweils mindestens 10 Tage veranschlagt werden. Die Wirkung einer Zulage von RNS unter purinarmen bzw. purinfreien Ernährungsbedingungen wurde von mehreren Arbeitsgruppen untersucht (Tabelle 2). Die Zulage von RNS bewirkt in allen Untersuchungen sowohl ein Ansteigen

12

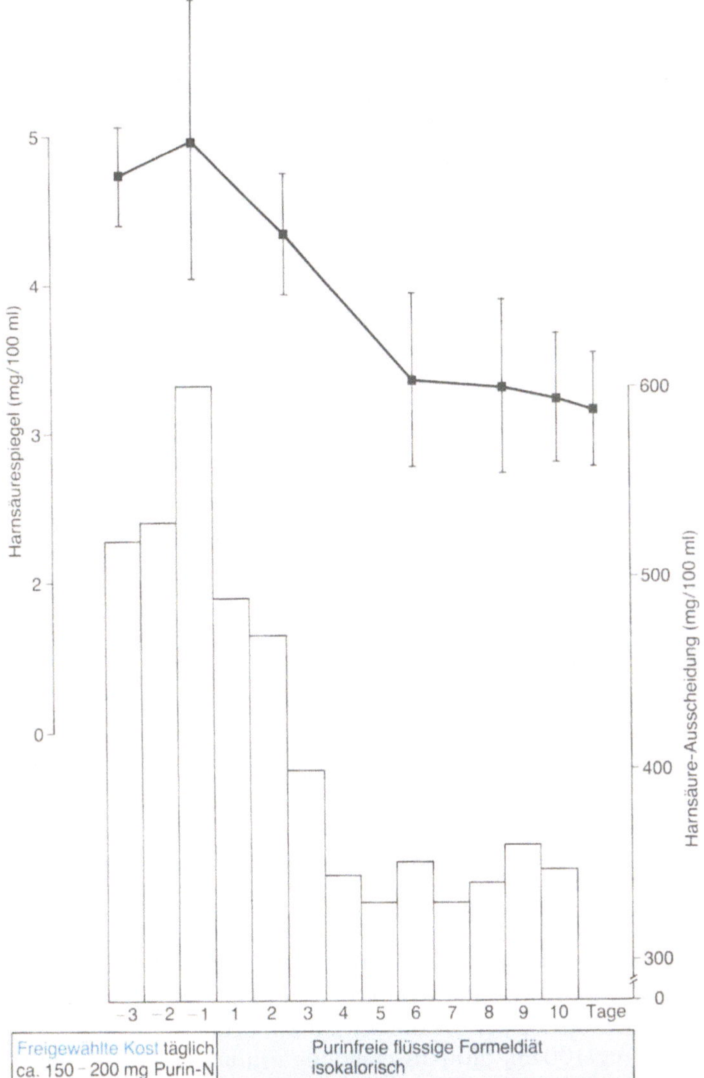

Abb. 3. Verhalten der endogenen Harnsäureproduktion (sog. endogene Uratquote): Unter völlig purinfreier flüssiger isokalorischer Formeldiät fällt die tägliche renale Harnsäureausscheidung (Säulen) von Werten zwischen 520–600 mg/die unter freigewählter Kost (Vorperiode – 3.–1. Versuchstag) auf Mengen von 320–350 mg/die (Mittelwerte von 16 Versuchspersonen). Gleichzeitig verringern sich die Harnsäureplasmaspiegel (■ = Vierecke) von fast 5,00 auf 3,20 mg/100 ml ($n = 11$). Die senkrechten Linien geben den mittleren Fehler $\left(s_{\bar{x}} = \dfrac{s}{\sqrt{n}}\right)$ an (Modifiziert nach GRIEBSCH u. ZÖLLNER, 1974)

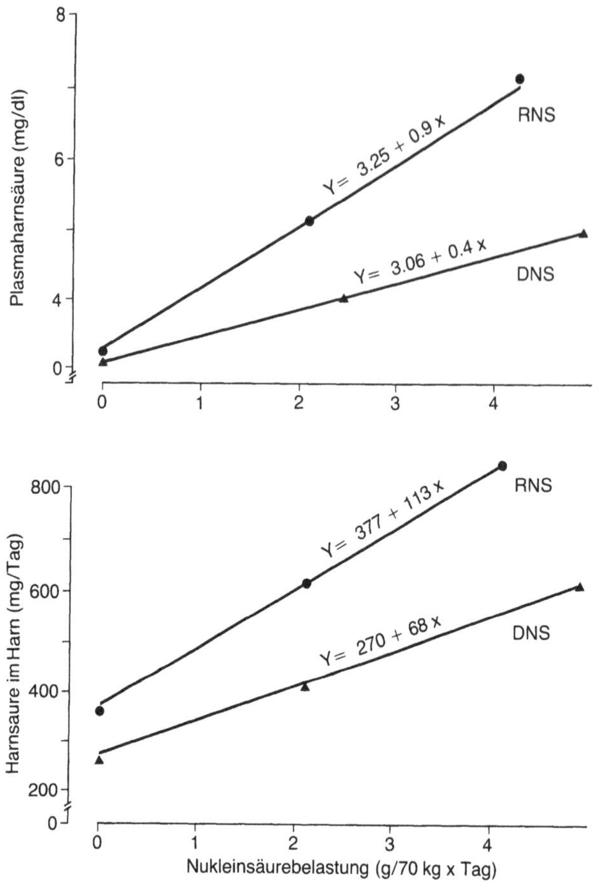

Abb. 4. Anstieg der Plasmaharnsäurespiegel und der Ausscheidung von Harnsäure im Harn bei Zulage verschiedener Nukleinsäuren

des Serumharnsäurespiegels als auch eine vermehrte Harnsäureausscheidung. Die Zulage von RNS zu purinfreier Diät führt pro Gramm Zulage zu einem Anstieg der Serumharnsäurekonzentration um durchschnittlich 0,9 mg/100 ml, die Ausscheidung erhöht sich unter diesen Bedingungen um 113 mg/die (ZÖLLNER et al., 1972).

Wird unter sonst gleichbleibenden Bedingungen DNS anstatt RNS zugelegt, so steigen auch in diesem Fall die Harnsäureausscheidung und die Serumharnsäurekonzentration an, wobei die Wirkung aber nicht so ausgeprägt ist (Abb. 4), – die Zulage von 1 g DNS zu purinfreier Diät ruft einen Anstieg der Serumharnsäurekonzentration um 0,4 mg/ 100 ml hervor und erhöht die Harnsäureausscheidung um 68 mg/die (ZÖLLNER et al., 1972).

14

Tabelle 3. Der Einfluß von Hypoxanthin, AMP und GMP auf den Anstieg des Serum-harnsäurespiegels bei täglicher oraler Verabreichung von 1 g bzw. 0,01 mol/70 kg Körpergewicht (KG)

Substanz	Anstieg der Serumharnsäure (mg/100 ml) bei Gabe von 1 g/70 kg KG	Anstieg der Serumharnsäure (mg/100 ml) bei Gabe von 0,01 mol Purin/70 kg Kg	Verfasser
Hypoxanthin	2,56	3,5	SPANN et al., 1980
AMP	2,3	8,0	ZÖLLNER et al., 1972
GMP	1,8	6,5	ZÖLLNER et al., 1972

Die Verabreichung von Hypoxanthin zu purinfreier Ernährung erzeugt im Vergleich zu entsprechenden Mengen RNS ein geringeres Ansteigen der Harnsäureausscheidung und der Serumharnsäurekonzentration (Tabelle 3) (SPANN und GRÖBNER, 1980). Die ausgeprägteste Wirkung sowohl auf den Serumharnsäurespiegel wie auch auf die Harnsäureausscheidung zeigen im Vergleich zu RNS, DNS und Hypoxanthin die Mononukleotide AMP und GMP (Tabelle 3) (GRIEBSCH und ZÖLLNER, 1974). Als Erklärung der unterschiedlich ausgeprägten Wirkung der Purinkörper sind Resorptionsunterschiede, enteraler Abbau oder eine Hemmung der de-novo-Purinsynthese denkbar. Verabreicht man unterschiedliche Mengen RNS, so werden konstant ca. 80% der darin enthaltenen Purinkörper als Harnsäure ausgeschieden, was einen meßbaren Einfluß oraler Purine auf die de-novo-Purinsynthese ausschließt (ZÖLLNER und GRÖBNER, 1977). Somit können nur noch zwei Mechanismen, nämlich Resorptionsunterschiede und enteraler Abbau, zur Erklärung herangezogen werden. Auf welchem dieser beiden Mechanismen die unterschiedlich ausgeprägte Wirkung oraler Purine beruht, oder ob ein Zusammenwirken dieser Mechanismen vorliegt, ist derzeit noch nicht geklärt.

Faßt man die Ergebnisse der Untersuchungen zusammen, so ergibt sich:

Die orale Zufuhr von Purinkörpern erhöht den Serumharnsäurespiegel und die Harnsäureausscheidung stark. Die Wirkung der einzelnen Harnsäurevorläufer auf Serum- und Urinharnsäure ist unterschiedlich ausgeprägt. Die stärkste Wirkung zeigen Mononukleotide, die allerdings in der Nahrung kaum vorkommen.

Purinkörper in Lebensmitteln. In pflanzlichen und tierischen Zellen liegen Purinkörper hauptsächlich in Form hochmolekularer Nukleoproteine der RNS und DNS vor.

Der Gehalt an diesen Nukleinsäuren kann je nach Zelle sehr unterschiedlich sein. Bei Algen sind ca. 4% der Trockensubstanz Nukleinsäuren, bei Hefen sogar bis zu 40%. Wegen ihres hohen Nukleinsäuregehaltes sind sowohl Algen wie auch Hefen als proteinreiche Kost beim Menschen nur begrenzt einsetzbar (GRIEBSCH und ZÖLLNER, 1971; WASLIEN et al., 1970). Unsere alltäglichen Lebensmittel enthalten dagegen bei weitem geringere Mengen an Nukleinsäuren. Das nukleinsäurereichste Säugetiergewebe, der Thymus, enthält bis 1% des Trok-

In der täglichen Ernährung der männlichen Bevölkerung Deutschlands stammen die aufgenommenen Purinkörper anteilmäßig:

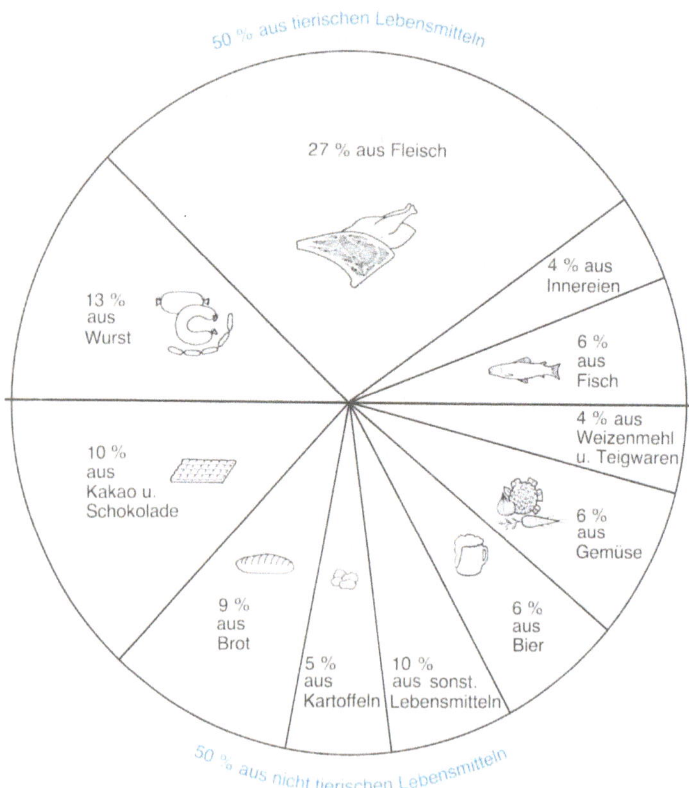

Abb. 5. Die von der männlichen Bevölkerung Deutschlands anteilsmäßig mit bestimmten Lebensmitteln aufgenommene Purinmenge (Nach ERNÄHRUNGSBERICHT, 1976)

kengewichts an Nukleinsäure. Der Anteil an RNA übertrifft in den meisten Zellen den an DNA um das zwei- bis achtfache. Zwischen 70 und 80% der gesamten RNA liegt in Form ribosomaler RNA vor. Vor allem in stoffwechselaktiven Geweben liegt ein nicht unerheblicher Teil an Purinen auch in Form energiereicher Phosphate vor, hauptsächlich als Adeninphosphate ATP, ADP und AMP. Post mortem können diese Energiespeicher nicht mehr aufgefüllt werden, so daß es, beginnend mit der Schlachtung des Tieres, zu einem Abbau energiereicher Phosphate kommt. Die Geschwindigkeit dieses Abbaus hängt vor allem von der Lagertemperatur ab. Im Zuge dieses Abbaus reichern sich vor allem Inosin und Hypoxanthin an (SPANN et al., 1980).

Eßgewohnheiten und Gicht. Betrachtet man die Eßgewohnheiten der deutschen Bevölkerung (*Ernährungsbericht,* 1976), so läßt sich feststellen, daß die Hälfte aller aufgenommenen Purinkörper aus tierischen Geweben stammt (Abb. 5), die andere Hälfte wird mit pflanzlichen Lebensmitteln aufgenommen. Über ein Viertel der täglich aufgenommenen Purin-N-Menge ist in Fleisch enthalten. Mit 11% bei Männern und 15% bei Frauen werden erstaunlich viele Purinkörper über Schokolade, Kakao oder Süßigkeiten aufgenommen.

Die anteilsmäßige Aufnahme an Purinkörpern mit bestimmten Lebensmitteln ist bis auf zwei Ausnahmen bei Männern und Frauen ziemlich gleich. Die Ausnahmen sind: Männer nehmen 6% der gesamten Purinkörper in Bier auf, Frauen nur 3%. Diese verringerte Purinkörperaufnahme wird beim weiblichen Geschlecht aber mehr als wettgemacht durch die in vergrößertem Maße genossene Menge an Süßigkeiten und Schokolade.

2.2.2 Alkohol

Alkohol und Harnsäurestoffwechsel

GARROD wies bereits 1863 in einer klassischen Publikation auf den Zusammenhang zwischen Gichtanfällen und Genuß alkoholischer Getränke hin. Er hielt damals aber den nichtalkoholischen Anteil der Getränke für anfallsauslösend. Heute ist durch eine Reihe von Untersuchungen belegt, daß der Äthanolanteil in diesen Getränken die Harnsäureausscheidung hemmt, so daß der Serumharnsäurespiegel ansteigt. Für den harnsäurespiegelsteigernden Effekt des Alkohols sind zwei Stoffwechselmechanismen von Bedeutung:
1. LIEBER et al. (1962) konnten nach Alkoholgenuß neben einem erhöhten Harnsäurespiegel gleichzeitig einen erhöhten Laktatspiegel nachweisen. Da orale Zufuhr wie auch Infusionen von Laktat oder Na-

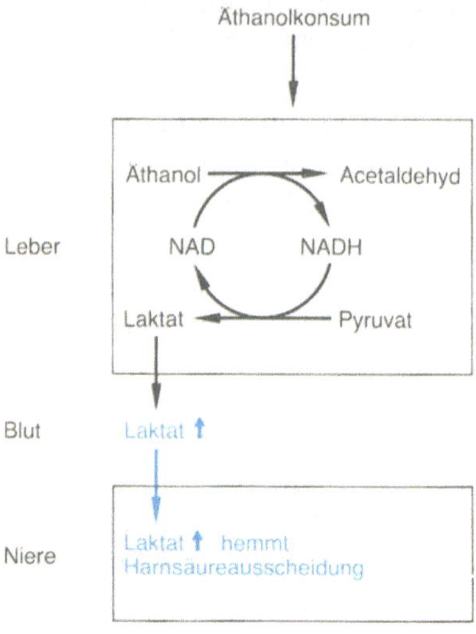

Abb. 6. Äthanol und Harnsäurestoffwechsel

Laktat die Harnsäureausscheidung hemmen (GIBSON u. DOISY, 1923; YÜ et al., 1957; MICHAEL, 1944), ist durch diesen Mechanismus eine verringerte Harnsäureausscheidung mit darauf folgendem Ansteigen des Serumharnsäurespiegels erklärbar. Die Oxidation des Äthanols zu Acetaldehyd in der Leber ist über das entstehende NADH mit der Reaktion Pyruvat zu Laktat verknüpft. Muß nach oraler Aufnahme Äthanol in größeren Mengen umgesetzt werden, so entsteht vermehrt NADH, das die Reaktion Pyruvat zu Laktat zugunsten des Laktats verschiebt (Abb. 6) (LIEBER u. DAVIDSON, 1962).
2. Während Äthanolinfusionen waren eine erhöhte Harnsäureproduktion und verringerte Phosphatgehalte in der Lebervene meßbar (GRUNST et al., 1977). Dieser Befund könnte auf einen Mechanismus ähnlich dem bei Fruktoseinfusion hindeuten, wo durch einen gesteigerten Verbrauch von ATP ein Abbau dieser energiereichen Verbindungen zu Harnsäure stattfindet.

Alkohol in der Hyperurikämiediät

In der Ätiologie der Gicht war und ist Alkoholgenuß ein herausragender Faktor. So wurden die wiederholt an ägyptischen Mumien nachgewiesenen Zeichen einer stattgehabten Gicht auf den damals sehr verbreiteten Bier- und Weinkonsum zurückgeführt (LYONS u. PETRUCELLI, 1980). MCLACHLAN und RODNAN (1967) untersuchten an Gichtikern und Stoffwechselgesunden das Verhalten der Serum- und Urinharnsäurekonzentration nach Gabe verschiedener Mengen Äthanol. Äthanolmengen zwischen 68 und 100 g (entspricht etwa 1,5–2,5 l Bier) führten zwar zu einem geringen Anstieg der Serumlaktatkonzentration, die aber keinen meßbaren Effekt auf den Harnsäurestoffwechsel nach sich zog. Größere Mengen Alkohol (112 bis 135 g = ca. 3 l Bier) verursachten eine deutlich verringerte Harnsäureausscheidung mit nachfolgender Hyperurikämie. LIEBER et al. (1962) konnten an einem Patienten nach 3-tägiger Zufuhr von täglich 218 g Äthanol/die (entspricht etwa 5$^{1}/_{2}$ l Bier) einen Anstieg der Serumharnsäurekonzentration von 3 auf 5 mg/100 ml nachweisen.

Nach 1–2 Tagen Alkoholkarenz lag die Serumharnsäurekonzentration in den meisten Fällen wieder im Ausgangsbereich.

Äthanol verringert die Harnsäureausscheidung und führt zu einem Ansteigen der Serumharnsäurekonzentration. Ein alkoholisches Getränk zum Mittag und Abendessen kann bei purinarmer Diät erlaubt werden. Bei strenger Diät sollten alkoholische Getränke weitgehend vermieden werden.

2.2.3 Kohlenhydrate

2.2.3.1 Fruktose

Fruktose und Harnsäurestoffwechsel

Fruktose führt sowohl nach oraler wie nach parenteraler Zufuhr zu einem Ansteigen des Serumharnsäurespiegels und der Harnsäureausscheidung. Zur Erklärung dieser Tatsache sind drei Stoffwechselmechanismen denkbar:

1. Nach Fruktoseinfusionen konnte in Rattenlebern ein erhöhter Fruktose-1-P und IMP-Spiegel bei erniedrigtem ATP-Gehalt nachgewiesen werden (MÄENPÄÄ et al., 1968; WOODS et al., 1970; BODE et al., 1971, HARTMANN et al., 1977). Offensichtlich wird mit Hilfe von ATP die Fruktose in der Leber sehr schnell phosphoryliert, wobei als Folge der ATP- und Phosphatspiegel absinkt. Da ATP und anorganisches Phosphat Inhibitoren der Abbauenzyme der Adeninnukleotide sind, wird durch deren verringerte intrazelluläre Konzentration ein beschleunigter Abbau der Nukleotide ermöglicht (WOODS et al., 1970). Es entstehen IMP, Adenin, Inosin und im weiteren Verlauf Harnsäure (GRUNST et al., 1975) (Abb. 7).

Beim Abbau der Adeninverbindungen zu Inosinverbindungen entsteht Ammoniak. BRODAN et al. (1975) konnten nach Fruktoseinfusionen signifikant erhöhte Serumammoniakkonzentrationen nachweisen, was auf einen beschleunigten Abbau der Adeninverbindungen hindeutet (Abb. 8).

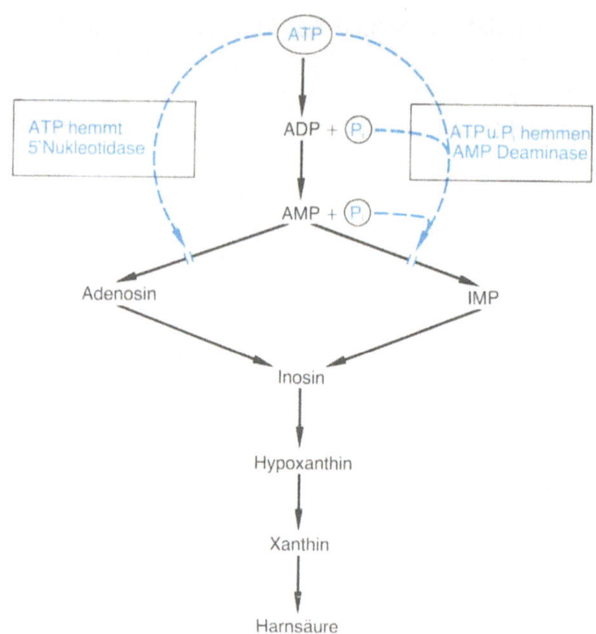

Abb. 7. Abbau der Adeninnukleotide zu Harnsäure, Hemmung der am Abbau beteiligten Enzyme. P_i bedeutet anorganisches Phosphat, IMP Inosinsäure

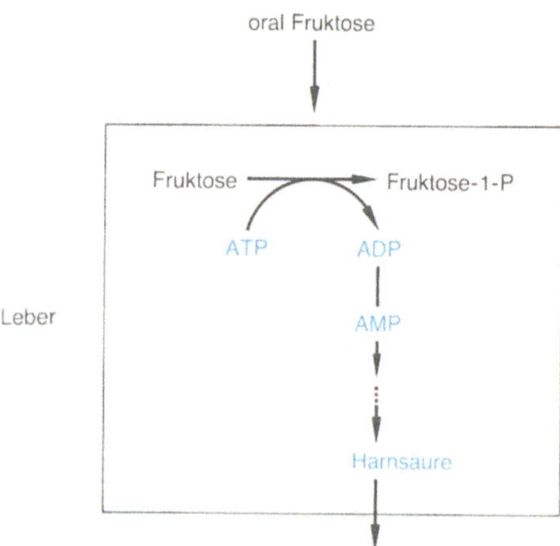

Abb. 8. Fruktosephosphorylierung und Harnsäurestoffwechsel in der Leber

2. EMMERSON (1974) führt den Anstieg der Harnsäure unter Fruktose-belastung auf eine Aktivierung der de-novo-Purinsynthese zurück, nachdem er unter oraler Verabreichung von Glyzin-^{14}C einen erhöhten Einbau dieses markierten Purinvorläufers in Harnsäure nachweisen konnte. Ob diese gesteigerte Purinsynthese nur als Folge des oben beschriebenen beschleunigten Abbaus der Purinnukleotide zu sehen ist, ist noch nicht geklärt (EMMERSON, 1978; RAIVIO et al., 1975; FOX u. KELLEY, 1972).

3. Fruktoseinfusionen führen zu einem Ansteigen der Milchsäure (Laktat) im Blut (FÖRSTER u. ZAGEL, 1971; SAHEBJAMI u. SCALETTAR, 1971). Hohe Laktatspiegel hemmen aufgrund renaler Mechanismen die Harnsäureausscheidung (s. Abschn. 2.2.5.1) (GIBSON u. DOISY, 1923; YÜ et al., 1957). FOX und KELLEY (1972) zeigten allerdings, daß sich unter Fruktoseinfusionen trotz erhöhtem Lakatspiegel die renale Harnsäureclearance nicht ändert. Auch kann mit Allopurinol die fruk-.toseinduzierte Hyperurikämie aufgehoben werden (MEHNERT u. FÖR-STER, 1967). Beide Untersuchungen sind ein Hinweis dafür, daß rena-len Faktoren und damit dem Laktatspiegel als auslösendem Faktor für den Anstieg des Harnsäurespiegels nach Fruktosezufuhr höchstens eine untergeordnete Rolle zukommt.

Fruktose in der Hyperurikämiediät
Eine einmalige orale Gabe von 50 g Fruktose rief in Untersuchungen von FÖRSTER und ZIEGE (1971) bei den untersuchten Personen einen signifikanten Anstieg des Serumharnsäurespiegels um 0,5–2,5 mg/ 100 ml hervor. Wurde die oral verabreichte Fruktosemenge weiter er-höht, so induzierte dies einen weiteren Anstieg des Serumharnsäure-spiegels (EMMERSON, 1974) (Tabelle 4). Dagegen rief eine orale Gabe von täglich 100 g Fruktose über eine Zeitdauer von 5 Tagen bei den von NARINS et al. (1974) untersuchten Personen keinen Harnsäurean-stieg hervor.

Tabelle 4. Orale Fruktosegabe und Anstieg der Serumharnsäurekonzentration

Orale Fruktosegabe Menge in g	Anstieg der Serumharn-säurekonzentration	Autor
Kurzzeitwirkung:		
25 g	keine Wirkung	FÖRSTER u. ZIEGE, 1971
50 g	0,5–2,5 mg/100 ml	FÖRSTER u. ZIEGE, 1971
Langzeitwirkung		
100 g	keine Wirkung	NARINS et al., 1974
270–290 g	1,0–1,7 mg/100 ml	EMMERSON, 1974

In einer Reihe von Untersuchungen wurde ein Anstieg der Serumharnsäurekonzentration auch nach Infusion von Fruktoselösungen in Abhängigkeit von der Größe der Zufuhr festgestellt (HEUCKENKAMP et al., 1971; FÖRSTER et al., 1970; FÖRSTER u. ZAGEL, 1974; NARINS et al., 1974).

So fanden HEUCKENKAMP und ZÖLLNER (1971) nach Infusionen von 1,0 bzw. 1,5 g Fruktose/kg KG und Std. einen signifikanten Anstieg der Serumharnsäurekonzentration. Wurde die infundierte Dosis auf 0,5 g/kg KG und Std. verringert, so konnte kein nachweisbarer Einfluß auf den Harnsäurespiegel mehr festgestellt werden.

In der täglichen Ernährung wird Fruktose zum größten Teil als Bestandteil von Saccharose, also im Haushaltszucker, aufgenommen. Der durchschnittliche tägliche Verbrauch an Saccharose liegt in den westlichen Ländern bei 80–120 g (*Ernährungsbericht,* 1976), was einer täglichen Fruktosezufuhr von 40–60 g gleichkommt.

Nach den Ergebnissen von FÖRSTER und ZIEGE (1971) führen 50 g Fruktose als Einzeldosis verabreicht zu einem signifikanten Ansteigen der Serumharnsäure um 0,5–2,5 mg/100 ml. Die Wirkung einer solchen Menge Fruktose in kleinen Dosen über den ganzen Tag verteilt aufgenommen, läßt sich nach den Ergebnissen von EMMERSON (1973) und NARINS et al. (1974) aber als gering einschätzen. Die Empfehlung einer fruktosearmen Diät im Rahmen einer Gichttherapie erscheint somit nicht begründet (SCHÖNTHAL et al., 1972).

Im Rahmen einer Diätempfehlung sollte auf die harnsäuresteigernde Wirkung einer übermäßigen Saccharosezufuhr hingewiesen werden. Zu beachten ist, daß von Diabetikern, die Fruktose als Süßmittel verwenden, unter Umständen erhebliche Mengen Fruktose aufgenommen werden.

Fruktoseinfusionen in einer Dosis von mehr als 0,5 g/kg KG und Std. führen zu einem raschen Ansteigen der Serumharnsäurekonzentration und sollten daher bei bestehender Hyperurikämie nicht angewandt werden. Die Dosis von 0,5 g/kg KG liegt aber ohnedies über den Empfehlungen der Arzneimittelkommission der deutschen Ärzteschaft.

2.2.3.2 Glukose

Glukose erfüllt viele Aufgaben im intermediären Stoffwechsel als Brennstoff und als Baustein. Als Abbauprodukt der pflanzlichen Stärke ist die Glukose der wichtigste Zucker in unseren täglichen Nahrungsmitteln.

Die Frage einer Beeinflussung des Harnsäurestoffwechsels durch Glukose wurde mehrfach untersucht.

EMMERSON (1974) fand nach oraler Gabe hoher Dosen Glukose

(250–290 g) an zwei Personen keinen Einfluß auf die Serumharnsäurekonzentration, an einer dritten Person zeigte sich im selben Versuch ein geringgradiger Anstieg der Serumharnsäurekonzentration. Förster und Ziege (1971) beobachteten nach oraler Zufuhr von 200 g Glukose keinen Einfluß auf die Serumharnsäurekonzentration.

Emmerson (1974) konnte in dem oben genannten Versuch nach oraler Gabe von Glukose wie auch Padova et al. (1964) nach Glukoseinfusionen eine verstärkte Harnsäureausscheidung nachweisen. Padova et al. (1964) stellten in dieser Untersuchung jedoch an keinem der Patienten einen direkten Zusammenhang zwischen Urinvolumen und Plasmaglukosekonzentration oder Urinvolumen und Harnsäureclearence/Kreatininclearence fest.

Bode et al. (1971) untersuchten am Menschen den Einfluß von Fruktose- und Glukoseinfusionen auf den Adeninnukleotidgehalt der Leber. Während bei Patienten unter Fruktoseinfusionen der Nukleotidgehalt der Leber auf 60% des Ausgangswertes fiel, konnte nach Glukoseinfusionen keine Änderung des Nukleotidgehaltes der Leber festgestellt werden. Die Phosphorylierung der Glukose in der Leber läuft langsamer ab als die der Fruktose, weshalb Glukose keinen beschleunigten Abbau der Adeninnukleotide, vergleichbar dem bei Fruktose, hervorruft (Grunst et al., 1975; Narins et al., 1974).

Glukose hat keinen nennenswerten Einfluß auf die Serumharnsäurekonzentration, obwohl ein geringgradiger urikosurischer Effekt nachgewiesen werden konnte.

2.2.3.3 Xylit

Sowohl nach parenteraler als auch nach oraler Gabe von Xylit konnte ein Ansteigen des Serumharnsäurespiegels nachgewiesen werden. Zur Erklärung sind grundsätzlich dieselben Mechanismen denkbar wie sie für Fruktose diskutiert werden:

1. Woods und Krebs (1972) konnten an Rattenlebern nach Xylitinfusionen einen Abfall der Adeninnukleotidkonzentration nachweisen. Dies deutet auf einen beschleunigten Abbau der Adeninnukleotide aufgrund rascher Phosphorylierung der Xylulose hin, was zu einem Ansteigen des Serumharnsäurespiegels führt, – ein Mechanismus, wie er auch für Fruktose nachgewiesen ist.

2. Als Ursache einer gesteigerten de-novo-Synthese von Purinkörpern kann eine vermehrte Bildung von PRPP, eines Ausgangsproduktes der Purinsynthese, durch das anfallende Xylit nicht ausgeschlossen werden (Förster u. Ziege, 1971; Mertz et al., 1972b).

3. Ein Ansteigen der Serumharnsäurekonzentration nach oraler Xylitbelastung erzeugt nicht synchron einen Anstieg des Serumlaktatspie-

gels (Förster u. Ziege, 1971; Mertz et al., 1972b). Die Serumlaktatkonzentration hat somit offensichtlich keinen Einfluß auf das Ansteigen der Serumharnsäure nach Xylitbelastung.

Heuckenkamp und Zöllner (1972) fanden nach 5stündigen Xylitinfusionen mit Mengen von 0,3 g/kg KG einen Anstieg der Serumharnsäure, der den bei 0,5 g/kg KG Fruktose deutlich übertraf.

Förster und Ziege (1971) verabreichten oral in einmaliger Dosis 50 g Xylit und untersuchten den Einfluß auf die Serumharnsäurekonzentration innerhalb der nächsten Stunden. Es konnte ein signifikantes Ansteigen des Serumharnsäurespiegels festgestellt werden, wobei Xylit, im Vergleich zu Fruktose und Sorbit, den stärksten Anstieg hervorrief. Auch bei einer Verringerung der verabreichten Dosis auf 12,5 g war noch regelmäßig ein Anstieg der Serumharnsäurekonzentration zu beobachten.

Nach 2-wöchiger oraler Verabreichung von täglich bis zu 50 g Xylit konnten Mertz et al. (1972a) allerdings keine Veränderung der Serumharnsäurekonzentration feststellen. Im Gegensatz zu den Versuchen von Förster und Ziege (1971) wurde die Harnsäurekonzentration aber jeweils im morgendlichen Nüchternserum bestimmt, so daß der Effekt des am Vortag aufgenommenen Xylits abgeklungen war. Oral verabreichtes Xylit hat somit auch, wenn es über längere Zeiträume zugeführt wird, jeweils nur eine vorübergehende Wirkung auf den Harnsäurespiegel.

Xylit ist nach der Diätverordnung als Zuckeraustauschstoff zugelassen und wird häufig zur parenteralen Energiezufuhr (Bässler et al., 1979), aber auch als Ersatzzucker für Diabetiker oral empfohlen (Mertz et al., 1972a). In kleinen Mengen kommt Xylit in unseren Lebensmitteln vor (Bässler et al., 1979). Mit Lebensmitteln kann folglich Xylit nur in geringen Mengen aufgenommen werden, ausgenommen mit Diabetikerlebensmitteln, die Xylit zugesetzt enthalten.

Bereits Xylitinfusionen unter 0,3 g/kg KG und Std. wirken steigernd auf die Serumharnsäurekonzentration und sollten daher bei bestehender Hyperurikämie nicht zur Anwendung kommen.

2.2.3.4 Sorbit

Sorbit wird im Organismus zu Fruktose dehydriert und mündet folglich in den Fruktosestoffwechsel ein.

Nach oraler Zufuhr von 50 g Xylit, Fruktose und Sorbit zeigte Sorbit im Vergleich zu den beiden anderen Zuckeraustauschstoffen einen geringeren Einfluß auf den Harnsäurestoffwechsel (Förster und Ziege, 1971).

Bei Infusionen über 2–3 Std. von Mengen bis zu 0,75 g/kg KG und Stunde konnte in Bezug auf den Harnsäurespiegel keine Abweichung vom Ausgangswert festgestellt werden (BICKEL et al., 1973). Sorbit wird langsamer resorbiert als Fruktose oder Xylit, wodurch die gegenüber Fruktose abgeschwächte Wirkung bedingt sein könnte. Bei oraler Zufuhr ist wegen der langsamen Resorption kein nennenswerter Einfluß auf den Harnsäurestoffwechsel zu erwarten (BÄSSLER et al., 1979). Sorbit wird zu diätetischen Zwecken, vor allem als Zuckeraustauschstoff für Diabetiker, verwendet, und ist in der Diätverordnung als Zuckeraustauschstoff ausgewiesen. Weiterhin findet Sorbit in der parenteralen Ernährung verbreitete Anwendung als Energiequelle und zur Osmotherapie (BICKEL et al., 1973).

Bei oraler und parenteraler Verabreichung von Sorbit tritt kein nennenswerter Einfluß auf den Harnsäurespiegel auf.

2.2.4 Fett

Fettreiche Kost und Harnsäurestoffwechsel

Bereits Anfang dieses Jahrhunderts war beobachtet worden, daß fettreiche Kost zu einer Verringerung der Harnsäureausscheidung führt (UMEDA, 1915). Später zeigte sich, daß mit der verringerten Ausscheidung ein Ansteigen des Serumharnsäurespiegels verbunden ist (HARDING et al., 1927; HARDING et al., 1925; ADLERSBERG u. ELLENBERG, 1939). Fettreiche Kost führt zu einer gesteigerten Fettsäureverbrennung, wie dies auch durch länger dauerndes Fasten der Fall ist. Hierbei entsteht mehr Acetessigsäure als im Zitratzyklus verwertet werden kann, was sich in einem erhöhten Anfall von Ketonkörpern ausdrückt (Abb. 9).

Als im Zuge der Untersuchungen klar wurde, daß sowohl eine fettreiche Diät wie auch Fasten zu einer verringerten Harnsäureausscheidung führen, lag die Vermutung nahe, daß Ketonkörper die Harnsäureelimination in der Niere beeinflussen (QUICK, 1932).

Untersuchungen über die Wirkung von Ketonkörperinfusionen auf den Harnsäurestoffwechsel konnten diese Hypothese erhärten (Abb. 9). So unterdrücken Infusionen von β-Hydroxybutyrat die Harnsäureausscheidung und bedingen dadurch ein Ansteigen der Serumharnsäurekonzentration. Im Gegensatz dazu aber blieb die Infusion von Azeton ohne erkennbaren Einfluß auf den Harnsäurestoffwechsel (LECOCQ u. MC PHAUL, 1965; GOLDFINGER et al., 1965). PADOVA und BENDERSKY (1962) konnten während diabetischer Ketoazidose einen erhöhten Serumharnsäurespiegel nachweisen, der durch Insulintherapie proportio-

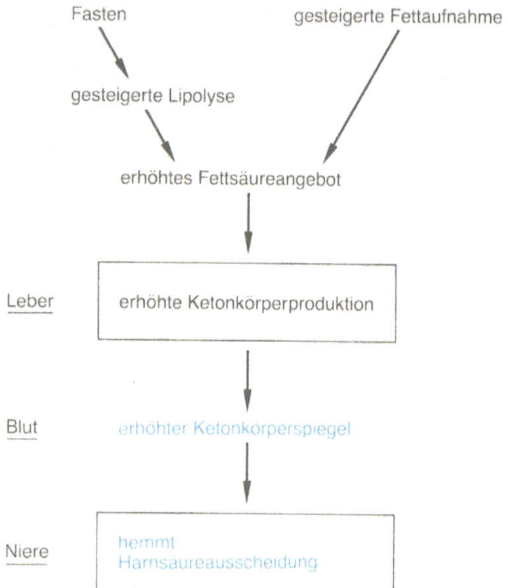

Abb. 9. Zusammenhang von Fett und Harnsäurestoffwechsel

nal zum abfallenden Ketonkörperspiegel beseitigt werden konnte. Die renalen Zusammenhänge der Hemmung der Harnsäureausscheidung durch Ketonkörper sind nicht endgültig geklärt. Etwa 80% der renal ausgeschiedenen Harnsäure wird aktiv in den Tubulus sezerniert. In neueren Untersuchungen wird die Theorie einer Hemmung der aktiven Harnsäuresekretion favorisiert.

Hypothesen, wonach Insulin, Bikarbonat oder eine metabolische Acidose die Harnsäureausscheidung beeinflussen, konnten nicht erhärtet werden.

Fettreiche Kost in der Hyperurikämiediät

LECOCQ und MC PHAUL (1965) konnten nach Verabreichen einer fettreichen Diät (ca. 300 g Fett) bei einer Versuchsperson einen Anstieg der Serumharnsäure von 4,9 auf 7,0 mg/100 ml nachweisen. OGRYZLO (1965) fand bei einem Gichtiker nach Steigerung des Fettanteiles in der Kost von 50 g auf 230 g einen Anstieg der Serumharnsäure um 1,5 mg/100 ml. Sättigungsgrad und Herkunft (pflanzlich oder tierisch) der Fettsäuren haben keinen Einfluß auf den Anstieg der Serumharnsäure (OGRYZLO, 1965).

26

In den Ländern mit hohem Lebensstandard liegt die tägliche Fettaufnahme bei ca. 140 g (40% der gesamten täglichen Energieaufnahme). Berücksichtigt man die oben erwähnten Untersuchungen, so kann nicht ausgeschlossen werden, daß bereits diese Menge Fett, wenn auch nur geringgradig, die Harnsäureausscheidung hemmt, und – zusammen mit anderen Ernährungsfehlern – zur Entstehung einer Hyperurikämie beiträgt. Somit sollte im Rahmen einer Diätempfehlung bei Hyperurikämie und Gicht die Fettzufuhr kontrolliert, und wenn nötig eingeschränkt werden. Hyperurikämie und Störungen des Fettstoffwechsels treten oft gemeinsam auf. Besonders in diesen Fällen ist die Fettzufuhr einzuschränken und Fetten mit mehrfach ungesättigten Fettsäuren der Vorzug zu geben.

Der Gichtiker sollte auf eine eingeschränkte Fettzufuhr achten, da die aus dem Abbau der Fette entstehenden Ketonkörper die Harnsäureausscheidung hemmen.

Die eingeschränkte Fettzufuhr unterstützt gleichzeitig die häufig notwendige energetische Einschränkung der Diät.

2.2.5 Fasten und Hyperurikämie

Betrachten wir den Einfluß der Gewichtsreduktion auf den Harnsäurestoffwechsel, so muß zwischen dem akuten Effekt des Fastens und der Langzeitwirkung nach Gewichtsreduktion unterschieden werden. Der akute Effekt ist im Folgenden erläutert, auf die Langzeitwirkung wird im nächsten Kapitel eingegangen.

Bereits Anfang dieses Jahrhunderts war nachgewiesen worden, daß eine energiereduzierte Ernährung zu einer Verringerung der Harnsäureausscheidung führt (SCHREIBER u. WALDVOGEL, 1899; CATHCART, 1907; HIRSCHSTEIN, 1907). Diese verringerte Ausscheidung hat ein Ansteigen der Serumharnsäurekonzentration zur Folge.

Die Wirkung des Fastens auf den Harnsäurespiegel entspricht im Grunde dem fettreicher Kost, nur ist die Wirkung einer fettreichen Kost geringer (OGRYZLO, 1965). Auch während des Fastens ist eine erhöhte Utilisation von Fettsäuren gegeben, wodurch ein Ansteigen der Ketonkörperkonzentration hervorgerufen wird. Ketonkörper hemmen über renale Mechanismen die Harnsäureausscheidung (Abb. 9).

SCHRÄPLER et al. (1976) verfolgten bei 20 übergewichtigen Patienten den Verlauf der Serumharnsäurekonzentration und der Harnsäureausscheidung während einer 5 Wochen dauernden totalen Fastendiät. Der Serumharnsäuregehalt stieg während der ersten 10 Tage linear von einem Ausgangswert um 5 mg/100 ml auf Werte bis um 15 mg/100 ml (Abb. 10). Sodann fiel der Serumharnsäurewert bis zum 17. Tag wie-

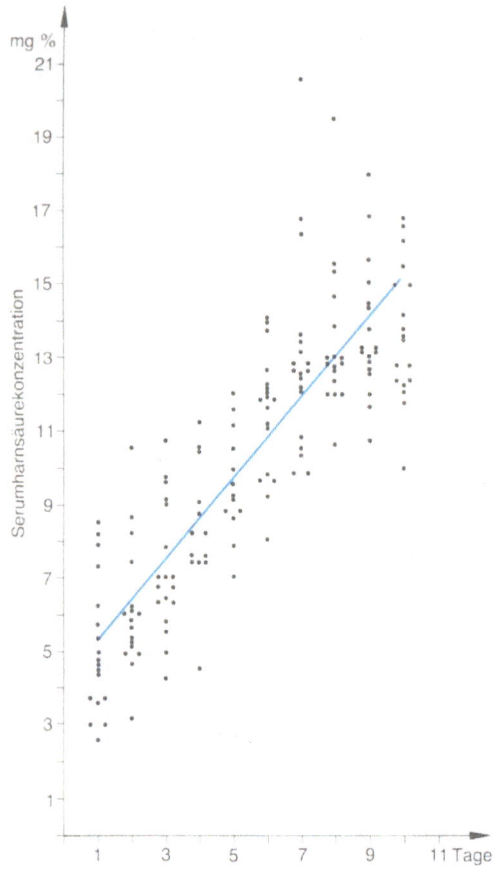

Abb. 10. Serumharnsäurekonzentrationen von 77 übergewichtigen Personen während 10tägigem totalem Fasten (Schräpler et al., 1976)

der leicht ab, um sich auf einen Wert um 11 mg/100 ml einzustellen. Die Harnsäureausscheidung verringerte sich bereits in den ersten 3 Tagen stark, um nach dem 15. Tag auf Werte unter 200 mg/die abzufallen.

Wie in der beschriebenen Untersuchung konnte in einer Reihe weiterer während Fastenkuren ein dramatisches Ansteigen der Serumharnsäurekonzentration auf Grund verringerter Harnsäureausscheidung beschrieben werden (Ogryzlo, 1965; Lecocq u. Mc Phaul, 1965; Cristofori u. Duncan, 1964; Mc Carthy u. Ogryzlo, 1960).

Strenge Fastenkuren führen zu einem starken Ansteigen der Serumharnsäurekonzentration, die auch beim Stoffwechselgesunden weit über den Normalbereich hinausgehen können. Für Hyperurikämiker sind somit strenge Fastenkuren nur unter vorbeugender Therapie erlaubt. Nulldiät

28

und Fastenkuren mit purinreicher Kost sind für den Hyperurikämiker verboten.

2.2.6 Übergewicht und Hyperurikämie

Die allgemeine klinische Erfahrung zeigt, daß Gichtkranke oft übergewichtig sind. Dagegen konnte nicht in allen Untersuchungen erhärtet werden, daß Übergewichtige hyperurikämisch sind. So konnten GRIEBSCH und ZÖLLNER (1973) in einer Untersuchung an 1024 Personen keinen statistisch signifikanten Zusammenhang sichern. PHOON und PINCHERLE (1972) hingegen zeigten an Hand von 7444 Personen eine deutliche Abhängigkeit von Körpergewicht und Serumharnsäuregehalt auf (Tabelle 5).
SCOTT und STURGE (1976) konnten an 15 Personen nach Gewichtsreduktion ein hochsignifikantes Absinken der Serumharnsäurekonzentration nachweisen. Über den physiologischen Zusammenhang zwischen Übergewicht und Hyperurikämie ist wenig bekannt. Andere Ernährungsgewohnheiten, metabolische Faktoren oder Einflüsse der Harnsäureausscheidung können für diesen Befund verantwortlich sein (s. Hyperurikämie u. Gicht 1, S. 29).
Die unterschiedlichen Ergebnisse der bisherigen Untersuchungen zeigen, daß die Beziehung zwischen Übergewicht und Hyperurikämie nicht allzu eng ist. Dennoch kann wohl davon ausgegangen werden, daß eine Gewichtsreduktion zu einer Senkung erhöhter Harnsäurespiegel führt. Nach einer Gewichtsreduktion sollte eine Änderung der Ernährungsgewohnheiten angestrebt werden, was sich zudem senkend auf den Harnsäurespiegel auswirken kann.
Wenn auch die Beziehung zwischen Übergewicht und Hyperurikämie nicht allzu eng ist, so kann doch davon ausgegangen werden, daß mit fallendem Körpergewicht der Serumharnsäurespiegel absinkt.

Tabelle 5. Relatives Gewicht (100 × tatsächliches Gewicht: Idealgewicht) und Serumharnsäurespiegel (Nach PHOON u. PINCHERLE, 1972)

	unter dem Idealgewicht			Idealgewicht 100%	über dem Idealgewicht		
Relatives Gewicht	unter 80%	80–89%	90–99%	100–109%	110–119%	120–129%	über 130%
Serumharnsäure: mg/100 ml	5,16	5,39	5,72	6,01	6,27	6,46	6,66

2.2.7 Eiweiß

Eiweiß und Harnsäurestoffwechsel

Durch eine Reihe von Untersuchungen ist belegt, daß mit steigendem Eiweißgehalt der verabreichten Nahrung eine steigende Harnsäureausscheidung verbunden ist (Abb. 11) (LÖFFLER et al., 1979; MATZKIES et al., 1979; BÖWERING et al., 1969; YÜ et al., 1969; WASLIEN et al., 1968; BIEN et al., 1953; ROSE, 1921). Auch bei parenteraler Zufuhr von Aminosäuren zeichnet sich ein deutlicher urikosurischer Effekt ab (MATZKIES u. BERG, 1976). Der Einfluß oraler Proteingaben in hoher Dosis auf die Harnsäurekonzentration im Serum konnte erst in neueren Untersuchungen nachgewiesen werden (LÖFFLER et al., 1979; MATZKIES et al., 1979). In diesen Untersuchungen zeigte der Serumharnsäurespiegel eine mit steigender Eiweißzufuhr fallende Tendenz. Ursache der unter hohen Proteingaben verstärkten Ausscheidung von Harnsäure, die sich in einer erhöhten Clearence ausdrückt, ist eine verminderte renale Rückresorption. BÖWERING et al. (1969) konnten nachweisen, daß unter einer Diät mit geringem Eiweißanteil die Gesamtrückresorption der filtrierten Harnsäuremenge aus den Tubuli um 95% lag, während sie unter einer Diät mit hohem Eiweißanteil nur bei 86% lag. Diäten mit hoher Eiweißzufuhr erhöhen die Filtration von Aminosäuren, die dann vermutlich mit der Harnsäure um die Rückresorption aus dem Primärharn konkurrieren (BÖWERING et al., 1969; MATZKIES et al., 1979).

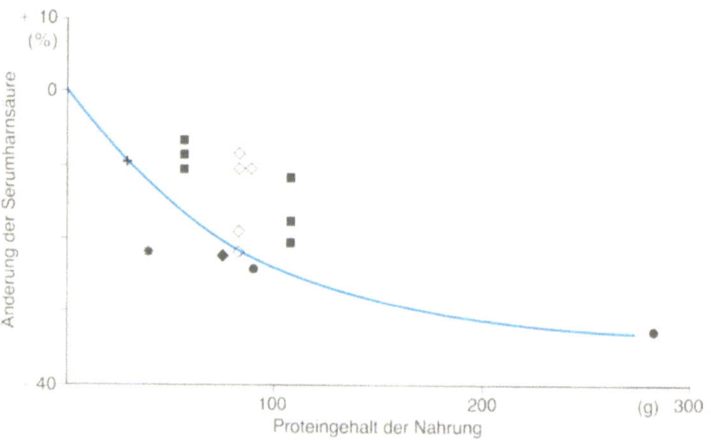

Abb. 11. Prozentuale Änderung der Serumharnsäure in Abhängigkeit vom Proteingehalt der Nahrung. Die verschiedenen Symbole sind die Werte verschiedener Autoren

Mit Hilfe markierter Harnsäurevorläufer konnte gezeigt werden, daß proteinreiche Kost die körpereigene Purinsynthese steigert. BIEN et al. (1953) wiesen an zwei freiwilligen Testpersonen unter proteinreicher Diät einen gesteigerten Einbau von Glyzin-^{15}N in Harnsäure nach.

Zwei Stoffwechselmechanismen sind als Erklärung denkbar:

1. Die gesteigerte Synthese wird durch die Aufhebung einer Synthesehemmung gewisser Enzyme ausgelöst, d. h. eine normalerweise gehemmte Funktion der Enzyme wird durch das vergrößerte Angebot an Aminosäuren enthemmt. Eine solche gesteigerte Produktion durch Wegfall der Hemmung wäre für die Enzyme APRT (Phosphoribosylpyrophosphat-Amidotransferase) oder HGPRT (Hypoxanthin-Guanin-Phosphoribosyltransferase) denkbar.

2. Die Synthese könnte durch das vermehrte Angebot ihrer Ausgangssubstrate, nämlich den beiden Aminosäuren Glyzin und Glutaminsäure, gesteigert werden, da beide Aminosäuren in Nahrungsproteinen vorhanden sind. Glyzin hat nur in extremen Mangelsituationen Einfluß auf die Geschwindigkeit der Purinsynthese, während Glutaminsäure als begrenzender Faktor wahrscheinlicher ist. Dieser Regulation durch Substratangebot scheint allerdings eine Endprodukthemmung übergeordnet zu sein (BÖWERING et al., 1969). Da unter proteinreicher Kost einerseits ein sinkender Serumharnsäurespiegel und eine erhöhte Harnsäureausscheidung, andererseits aber eine vermehrte Purinsynthese nachgewiesen werden konnten, ist eine erhöhte Umsatzrate an Purinen zu erwarten. Von BÖWERING et al. (1969) konnte dies bestätigt werden.

Eiweiß in der Hyperurikämiediät

Bei Diätempfehlungen wurde früher davon ausgegangen, daß Eiweiß die Harnsäuresynthese vermehrt. Die jetzt vorliegenden Untersuchungen zeigen, daß bei Zufuhr von purinfreiem Eiweiß eher mit einem Anstieg der Harnsäureausscheidung und, in Folge, mit einem Absinken der Serumharnsäurekonzentration zu rechnen ist. *Es besteht also keine Notwendigkeit bei Hyperurikämie oder Gicht, die Zufuhr an purinfreiem Eiweiß zu beschränken.* In Fleisch und Innereien ist der Eiweißgehalt mit einem hohen Puringehalt verbunden, weshalb eine eingeschränkte Zufuhr dieser Lebensmittel berechtigt ist. *Purinfreies Eiweiß ist vor allem in Milch, Milchprodukten und Eiern enthalten,* weshalb zur Deckung des Eiweißbedarfes diese Lebensmittel für den Hyperurikämiker besonders geeignet sind. Allerdings ist die gleichzeitige Fettzufuhr zu beachten!

2.3 Praktische Diätempfehlungen

2.3.1 Indikation von Diätempfehlungen bei Hyperurikämie und Gicht

In der Behandlung der Gicht und der ihr zugrunde liegenden Hyperurikämie spielt die Diät eine wichtige Rolle. Epidemiologische Studien beweisen, daß in nahezu allen Fällen die Einhaltung von Diätvorschriften die Arzneimitteltherapie voll ersetzen könnte. Solche Diäten wären allerdings einschneidend und hätten daher nur wenig Aussicht, eingehalten zu werden.

Bei Serumharnsäurekonzentrationen über 8,5 mg/100 ml wird aus diesem Grunde heute die diätische Therapie in erster Linie zur Unterstützung der medikamentösen Therapie empfohlen. Durch geeignete diätetische Maßnahmen läßt sich der Medikamentenbedarf auf das Notwendige beschränken, – die Diättherapie spart daher Kosten und Risiken der Arzneimitteltherapie. Dabei erweist sich in den meisten Fällen die Verordnung einer purinarmen Diät als ausreichend. Die Einschränkungen sind bei dieser Diät nicht so drastisch, so daß sie vom Patienten noch gut hingenommen werden können.

Streng purinarme Diäten müssen nur in besonderen Fällen zur Anwendung kommen.

Bei Hyperurikämikern unter 8,5 mg/100 ml ist eine medikamentöse Therapie normalerweise nicht notwendig. Hier wird allein die diätetische Therapie ausreichend sein, – eine weitere Beobachtung der Serumharnsäurekonzentration ist aber angezeigt. Auch hier wird in den allermeisten Fällen die Empfehlung einer purinarmen Diät ausreichend sein.

2.3.2 Diäten bei Hyperurikämie und Gicht

Bei der Erstellung einer Diät ist nicht nur der absolute Gehalt des jeweiligen Nahrungsmittels an Purinen entscheidend, sondern vor allem auch die üblicherweise davon genossene Menge. Beispiel: Fleischextrakt weist pro 100 g einen sehr hohen Gehalt an Purinkörpern auf, wird jedoch üblicherweise nur in sehr geringen Mengen als Würzsubstanz verwendet. In einer normal gewürzten Mahlzeit sind somit die mit Fleischextrakt aufgenommenen Purinmengen nicht allzu groß. Das völlige Verbot von Fleischextrakt, wie es in früheren Diätempfehlungen oft ausgesprochen wurde, ist somit nicht sinnvoll.

Andererseits gibt es purinärmere Lebensmittel, die, falls sie in einer Mahlzeit überhaupt vorhanden sind, immer gleich in größeren Mengen aufgenommen werden. Über große Mengen purinarmer Lebensmittel gelangen aber unter Umständen erhebliche Mengen Harnsäurevorläufer in den Körper. Als Beispiel kann hier Spinat angeführt werden, dessen Portionsgröße üblicherweise bei 150 g liegt.

2.3.2.1 Streng purinarme Diät

Streng purinarme Diät geht mit erheblichen Einschränkungen einher und erfordert somit vom Patienten sehr viel Disziplin. Da ihre Aussicht, eingehalten zu werden, zumeist gering ist, wird sie nur in den seltenen Fällen zur Anwendung kommen, in denen sowohl Urikosurika wie auch Allopurinol kontraindiziert sind, d. h. eine medikamentöse Behandlung aus zwingenden Gründen nicht möglich ist.
In einer streng purinarmen Diät sind (nach ZÖLLNER) bis zu 120 mg Harnsäure täglich erlaubt, die Wochenmenge Harnsäure darf 1000 mg nicht überschreiten. Eiweiß wird in Form der an Purinkörper armen Milch und Milchprodukten aber auch Pflanzenprodukten zugeführt. Durch Kochen von Fleisch verringert sich dessen Puringehalt, da ein Teil der Purinkörper ins Kochwasser übergeht. Alkoholische Getränke sollten weitgehend vermieden werden, Tee, Kaffee und Wasser sind uneingeschränkt erlaubt.

Streng purinarme Diät:
Erlaubt sind: Pro Woche bis zu 1000 mg Harnsäure:
Fleisch oder Wurst oder Fisch maximal bis 100 g zwei bis dreimal wöchentlich;
Eiweiß in Form von Milch, Milchprodukten und purinarmen Pflanzenprodukten; Kaffee, Tee, Wasser.
Verboten sind: Alkoholische Getränke, Innereien, bestimmte Fischsorten, Linsen, gelbe Erbsen, weiße Bohnen.

2.3.2.2 Purinarme Diät

Die purinarme Diät stellt einen vernünftigen Kompromiß dar zwischen möglichst geringer Purinzufuhr und dem, was üblicherweise an diätetischen Einschränkungen vom Patienten eingehalten werden kann. Erlaubt sind in der Woche 2000 mg Harnsäure. Die täglich erlaubte Purinmenge soll hier weniger im Vordergrund stehen, – am Vortag zuviel zugeführte Purinkörper können am folgenden Tag eingespart werden. Um dem Patienten die praktische Durchführung seiner Diät zu erleichtern, kann er auf die entsprechenden Diätbroschüren verwiesen werden. Diese Broschüren enthalten meist auch eine für den Laien verständliche Darstellung der Ursachen der Gicht, die dem Patienten zum Verständnis und damit zur Motivation für seine Diättherapie verhelfen. Einige dieser Diätbroschüren sind am Ende dieses Abschnitts aufgeführt.

Purinarme Diät
Erlaubt sind:
Wöchentlich 2000 mg Harnsäure.
Einmal am Tag eine normale Portion (ca. 150 g) Fleisch oder Wurst oder Fisch.
Als Eiweißquelle sind Milch und Milchprodukte (Käse) geeignet, zum Mittag und Abendessen eine normale Portion eines alkoholischen Getränkes.
Tee, Kaffee, Wasser.
Verboten sind:
Innereien: Wie Leber, Niere, Bries, Herz; einige Fischsorten: Salzheringe, Hummer, Miesmuscheln;
größere Mengen alkoholischer Getränke; als Gemüse Erbsen, weiße Bohnen und Linsen.

Diätbroschüren für den Patienten:
Schuler K., Schmidt K.: Die Gicht. Schriftenreihe für Rheumakranke. München. Aesopus Verlag, 1976
Franke R., Mertz D. P.: Moderne Diät bei Gicht. München: Gräfe und Unzer
Wolfram G., Reinhardt M., Tick E.: Ernährung bei Gicht und Hyperurikämie. Stuttgart: Thieme 1977
Zöllner N.: Diät bei Gicht und Harnsäuresteinen. Thienemanns Diätkochbücher. Stuttgart: Thienemanns 1981

2.4 Lebensmitteltabellen

Harnsäuregehalt wichtiger Lebensmittel (Nach ZÖLLNER, 1981)

Purinreiche Lebensmittel (sehr purinreiche Lebensmittel in Großbuchstaben)			
	Lebensmittel	mg Harnsäure pro 100 g	Portion	Portionsgröße in g
Fleisch	KALBSFILET	190	285	150
	HAMMELLENDE	195	245	150
	SCHWEINSFILET	154	230	150
	KANINCHEN	145	220	150
	Rindsfilet	130	195	150

Purinreiche Lebensmittel (sehr purinreiche Lebensmittel in Großbuchstaben)

	Lebensmittel	mg Harnsäure pro 100 g	Portion	Portionsgröße in g
	Hackfleisch	127	190	150
	Hammelkotelett	125	190	150
	Kalbskotelett	125	190	150
	Schweinskotelett	118	180	150
	Rindfleisch, fett	110	165	150
	Schinken, gekocht	118	60	50
	Fleischextrakt	3500	35	1
	Schinken, roh	70	35	50
Innereien	BRIES	1032	1032	100
	LEBER	336	420	125
	HERZ	408	408	100
	NIERE	240	300	125
	Zunge	115	173	150
	Hirn	100	100	100
Wild und Geflügel	GANS	240	360	150
	Huhn, Brust	175	260	150
	HUHN, gekocht	170	255	150
	TRUTHAHN	170	255	150
	ENTE	153	230	150
	Hase	110	165	150
	HUHN, Keule	110	165	150
	Reh	110	165	150
	Fasan	110	165	150
Fisch	HUMMER	175	525	300 = ½ Hum.
	MIESMUSCHELN	370	500	135 = 30 Stück
	HERING	280	420	150
	BÜCKLING	318	318	100
	ÖLSARDINEN	560	280	50
	SPROTTEN, geräuchert	535	268	50
	RÄUCHERLACHS	242	242	100
	SCHELLFISCH	160	240	150
	SCHOLLE	156	233	150
	LACHS	150	225	150
	KABELJAU	150	225	150
	KARPFEN	150	225	150
	HECHT	140	210	150
	Seezunge	127	190	150
	Heilbutt	120	180	150
	Krabben	168	168	100
	Aal, geräuchert	115	68	50
	Kaviar	144	43	30
	Anchovis	360	40	10
	Austern	90	36	40 = 6 St.
Pilze	Steinpilze	50	75	150
	Pfifferlinge	25	38	150

Purinreiche Lebensmittel (sehr purinreiche Lebensmittel in Großbuchstaben)

	Lebensmittel	mg Harnsäure pro 100 g	Portion	Portionsgröße in g
Gemüse	ERBSEN, grün	145	218	150
	ERBSEN, gelb getrock.	140	70	50
	BOHNEN, weiß	130	65	50
	LINSEN	185	46	25
	Spinat	70	105	150
	Spargel	30	75	250
	Bohnen, grün	50	75	150
	Grünkohl	30	45	150
	Karotten	25	38	150
	Rotkraut	25	38	150
	Blumenkohl	25	38	150
Getränke	Bier	16	80	$^{1}/_{2}$ l

Alkohol hemmt die Harnsäureausscheidung und führt zu einem Ansteigen der Harnsäurekonzentration im Serum

Purinarme Lebensmittel

	Lebensmittel	mg Harnsäure pro 100 g	Portion	Portionsgröße in g
Speck, hoher Fettgehalt!		75	15	20
Brot	Vollkornbrot	40	20	50
	Mischbrot	36	18	50
Nährmittel	Nudeln	38	30	80
	Grieß	55	16	30
Pilze	Champignon	20	30	150
	Morcheln	30	15	50
Gemüse	Wirsing	20	30	150
	Rosenkohl	15	23	150
	Feldsalat	45	23	50
	Rote-Bete	15	23	150
	Sauerkraut	12	18	150
	Tomaten	10	15	150

	Lebensmittel	mg Harnsäure pro 100 g	Portion	Portionsgröße in g
Fette	Fette enthalten keine Purinkörper, erhöhen aber in großen Mengen verzehrt über andere Stoffwechselmechanismen die Serumharnsäurekonzentration			
	Milch und magere Milchprodukte, magerer Käse, Eiweiß sind als purinfreies Eiweiß für den Hyperurikämiker besonders geeignet			
Kohlenhydrate	Reis, Sago, Stärke	0		
	Zucker, Marmelade, Honig	0		
Brot, Mehl	Weißbrot	15	8	50
	Knäckebrot	60	6	10
	Zwieback	29	3	10
	Weizenmehl	20	2	10
Gemüse	Kohlrabi	11	11	100
	Kartoffeln	5	8	150
	Schwarzwurzeln	5	8	150
	Kürbis	0		
Salate	Endivien	20	10	50
	Gurken	8	12	150
	Kopfsalat	10	5	50
	Rettich, Radieschen	15	8	50
	Sellerie	30	3	10
Obst	ist bis auf wenige Ausnahmen völlig purinfrei, einige Obstsorten enthalten geringe Mengen Purinkörper			
	Erdbeeren	12	12	100
	Rhabarber	10	10	100
	Datteln	15	3	20
	Apfel	2	2	100
	Birnen	2	2	100
	Ananas	0		
	Aprikosen	0		
	Bananen	0		
	Heidelbeeren	0		
	Himbeeren	0		
	Johannisbeeren	0		
	Kirschen	0		
	Melone	0		
	Orange	0		
	Pfirsich	0		
	Pflaumen	0		
Getränke	Tee	0		
	Kaffee	0		
	Kakao	0		

3 Pharmakologische Hemmung der Harnsäurebildung

W. Gröbner

Zahlreiche Substanzen beeinflussen die Harnsäurebildung durch Hemmung verschiedener Enzyme des Purinstoffwechsels. Es handelt sich hierbei im wesentlichen um Analoge des Glutamins (z. B. Azaserin, Diazooxonorleucin), Analoge der Folsäure (z. B. Methotrexat, Aminopterin) sowie Analoge von Purinbasen (z. B. Allopurinol, Oxipurinol, 6-Mercaptopurin, 6-Thioguanin, 2,6-Diaminopurin) (Abb. 12). In der Langzeittherapie der Hyperurikämie und Gicht hat sich unter den Hemmstoffen der Harnsäuresynthese infolge der geringen Toxizität nur Allopurinol durchgesetzt.

3.1 Allopurinol (1 H-Pyrazolo (3,4-d) pyrimidin-4-ol)

Allopurinol sowie sein Hauptmetabolit Oxipurinol sind Inhibitoren der Xanthinoxidase, die die Oxidation von Hypoxanthin und Xanthin zu Harnsäure, von Allopurinol zu Oxipurinol (Abb. 13) und von 6-Mercaptopurin zu 6-Mercaptoharnsäure (Abb. 14) katalysiert. Allopurinol, als Hemmstoff für die Oxidation des 6-Mercaptopurins entwickelt, erwies sich auch als Hemmstoff der Harnsäurebildung (RUNDLES et al., 1963). Leukämische Patienten mit Hyperurikämie, denen gleichzeitig Allopurinol und 6-Mercaptopurin verabreicht wurde, zeigten einen ausgeprägten Abfall der Serumharnsäure sowie der renalen Harnsäureausscheidung. Diese harnsäuresenkende Wirkung von Allopurinol wurde durch zahlreiche Autoren bestätigt und führte zum Einsatz dieser Verbindung in der Gichtbehandlung (WYNGAARDEN et al., 1963; YÜ u. GUTMAN, 1964; RUNDLES et al., 1964; KLINENBERG et al., 1965; WYNGAARDEN et al., 1965, ZÖLLNER, 1966; ZÖLLNER u. SCHATTEN-KIRCHNER, 1967).

3.1.1 Resorption, Verteilung, Metabolismus und Ausscheidung

Allopurinol, ein Isomer des Hypoxanthins, ist sowohl Substrat als auch Inhibitor der Xanthinoxidase. Die Bindung von Allopurinol an das Enzym ist ungefähr 10–40fach größer als die des Xanthins (ELION,

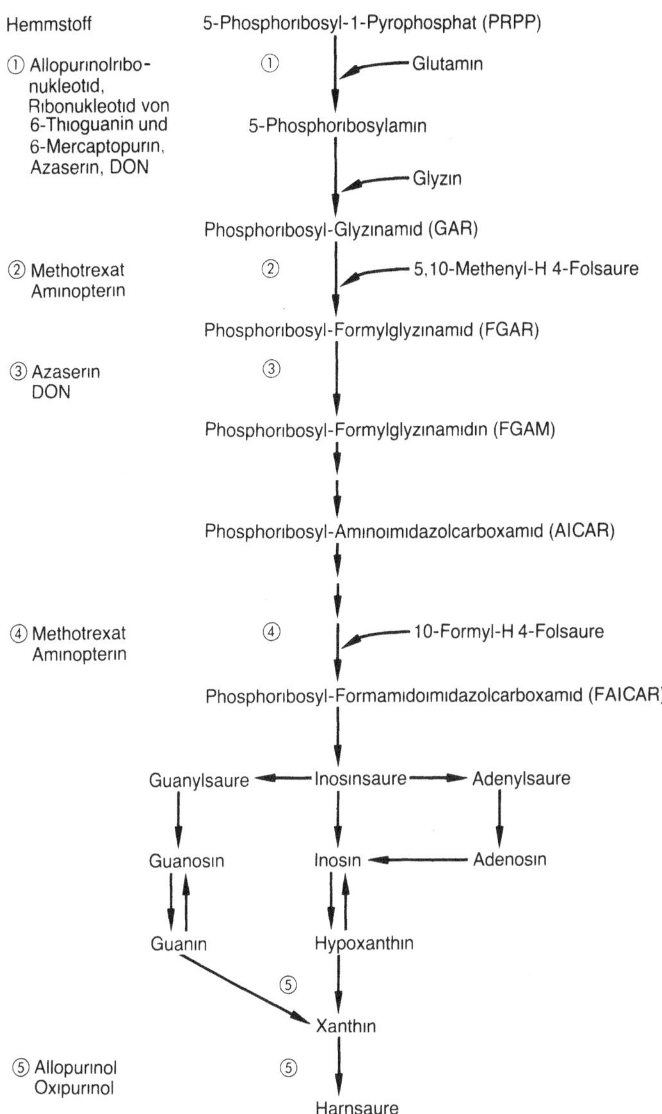

Abb. 12. Angriffspunkte verschiedener Hemmstoffe der Purinsynthese

1966). Die Hemmung der Xanthinoxidase durch Allopurinol erfolgt kompetitiv, der Ki für das Enzym aus menschlicher Leber beträgt 7,6 $\times 10^{-9}$M (WATTS et al., 1965). Spector gibt einen Ki von 1,9 $\times 10^{-7}$ Mol/l für das menschliche Enzym an. Allopurinol verursacht eine „pseudoirreversible" Inaktivierung der Xanthinoxidase; eine Inakti-

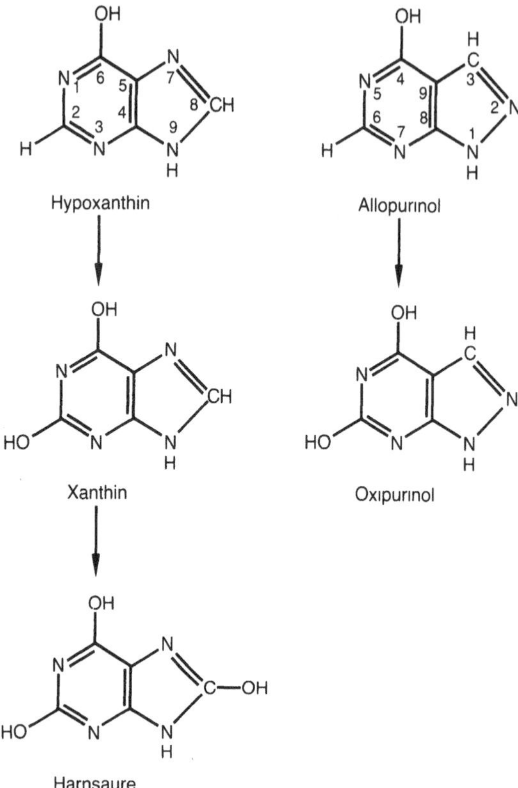

Abb. 13. Reaktionen der Xanthinoxidase

vierung ereignet sich, wenn Allopurinol und das Enzym in Abwesenheit von Substrat inkubiert werden; diese Inaktivierung läßt sich durch langdauernde Dialyse aufheben. Oxipurinol, der Hauptmetabolit des Allopurinols, besitzt keinen direkten Einfluß auf das Enzym allein, inaktiviert es jedoch in Gegenwart von Xanthin (ELION, 1966).
Allopurinol wird rasch aus dem Gastrointestinaltrakt resorbiert und ist im Plasma 30–60 Min. nach oraler Einnahme nachweisbar. Weder Allopurinol noch sein Hauptmetabolit Oxipurinol sind im Plasma an Protein gebunden (ELION et al., 1966). Etwa 20% der oral verabreichten Dosis wird nach 48–72 Std in den Faeces gefunden. Die Verteilung von Allopurinol und Oxipurinol erfolgt gleichmäßig im Gesamtkörperwasser. Lediglich im Gehirn ist die Konzentration beider Verbindungen etwa 50% niedriger als in anderen Geweben (GOODMAN u. GILMAN, 1971).

40

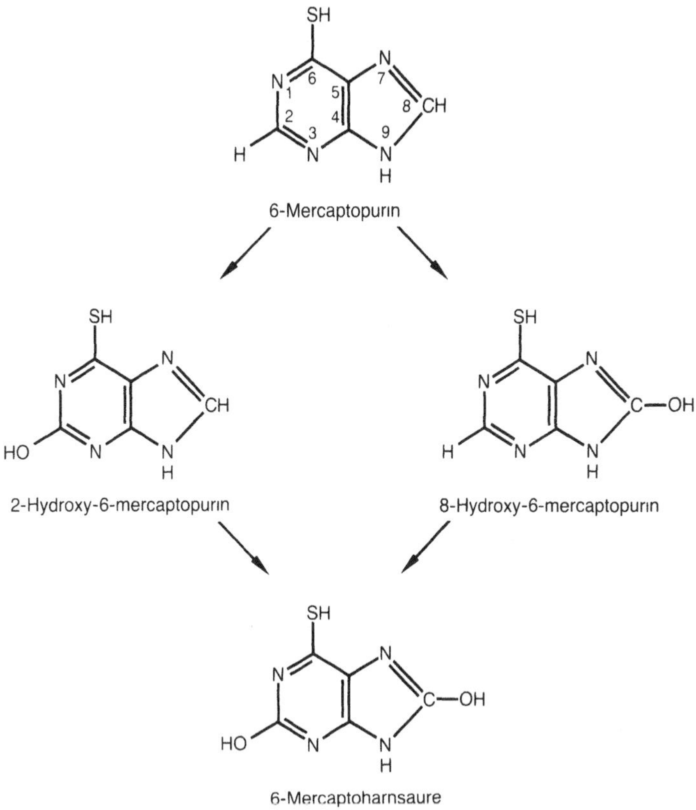

6-Mercaptopurin

2-Hydroxy-6-mercaptopurin

8-Hydroxy-6-mercaptopurin

6-Mercaptoharnsaure

Abb. 14. Abbau von 6-Mercaptopurin zu 6-Mercaptoharnsäure

Allopurinol wird rasch metabolisiert (Abb. 15). Die biologische Halbwertzeit beträgt nur zwei bis drei Stunden. (ELION et al., 1966). Etwa 3–10% der gegebenen Dosis werden unverändert im Urin ausgeschieden (ELION et al., 1966). Der größte Anteil wird in vivo zu Oxipurinol oxidiert, ein kleiner Anteil zu Allopurinolribonukleosid (KRENITSKY et al., 1967) und Allopurinolribonukleotid (Fox et al., 1970a) umgewandelt. Oxipurinol wird größtenteils unverändert im Urin ausgeschieden. Die biologische Halbwertszeit beträgt ca. 28 Std. (ELION et al., 1966). WALTER-SACK et al. (1979) beobachteten nach Verabreichung von 300 mg Allopurinol bei fünf gesunden Versuchspersonen eine mittlere Plasma-Eliminationshalbwertszeit des Oxipurinols von 42, 65 Std. Nach 168 Std. wird ein Steady State erreicht. Ein kleiner Anteil des Oxipurinols wird zu Ribosiden und Ribotiden metabolisiert (Abb. 15). Interessanterweise kommen dabei nicht nur Glykosidbindungen am

41

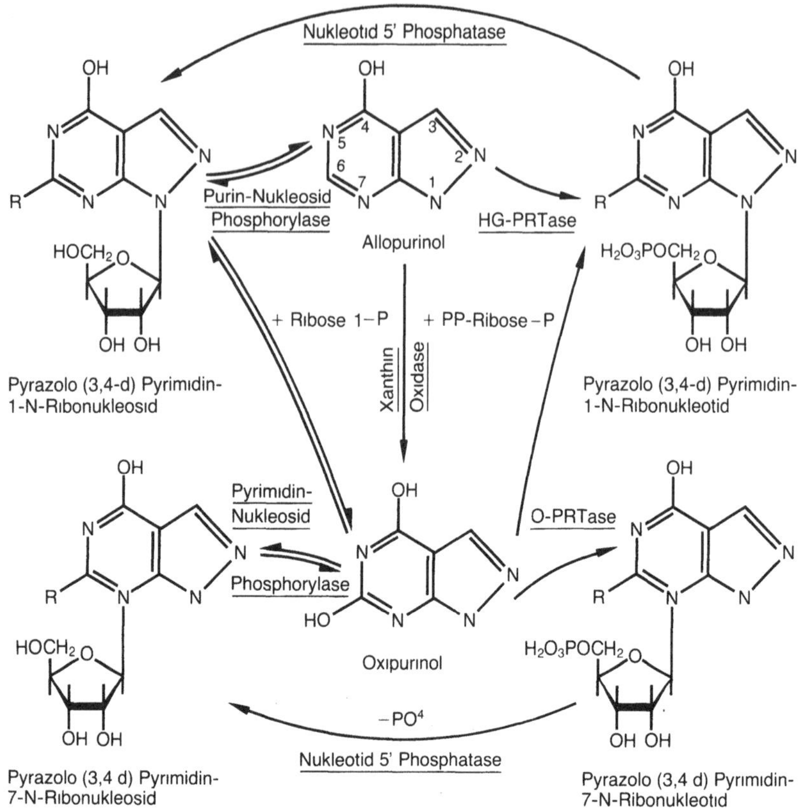

Abb. 15. Metabolismus von Allopurinol beim Menschen (Aus WYNGAARDEN u. KELLEY, 1972) HGPRTase: Hypoxanthinguaninphosphoribosyltransferase, OPRTase: Orotatphosphoribosyltransferase

Imidazolring vor (1-Ribotid), sondern auch am Pyrimidinring (7-Ribotid) (Abb. 16).

3.1.2 Beeinflussung des Purinstoffwechsels durch Allopurinol

Infolge Hemmung der Xanthinoxidase kommt es unter Allopurinol zu einem Abfall der Serumharnsäure und renalen Harnsäureausscheidung bei gleichzeitigem Anstieg der Ausscheidung von Hypoxanthin und Xanthin im Urin (Abb. 17). Bei den meisten Patienten wird jedoch die Verringerung der renalen Harnsäureausscheidung nicht durch die vermehrte Oxipurinelimination ersetzt (Abb. 17) (RUNDLES et al., 1963; ZÖLLNER u. GRÖBNER, 1970). Dies legte die Vermutung nahe, daß

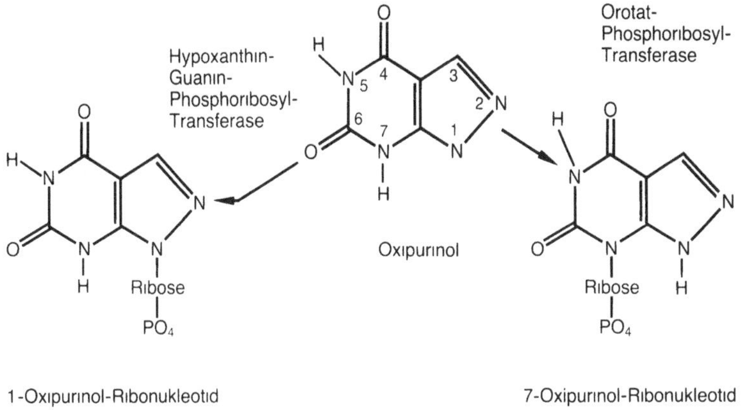

Hypoxanthin-
Guanin-
Phosphoribosyl-
Transferase

Orotat-
Phosphoribosyl-
Transferase

Oxipurinol

Ribose
PO$_4$

Ribose
PO$_4$

1-Oxipurinol-Ribonukleotid

7-Oxipurinol-Ribonukleotid

Abb. 16. Die Umwandlung von Oxipurinol zu seinen Ribonukleotidderivaten (Aus GRÖBNER u. ZÖLLNER, 1975)

Allopurinol auch zu einer Beeinflussung der Purinsynthese de novo führt. In Übereinstimmung damit steht die Beobachtung von EMMERSON (1966), daß die Verminderung der Gesamtpurinausscheidung unter Allopurinol mit einem verminderten Einbau von markiertem Glyzin in die Urinharnsäure verbunden ist. Untersuchungen am Menschen und mit Taubenleber ließen mehrere Mechanismen zur Erklärung der Hemmung der Purinsynthese de-novo durch Allopurinol annehmen (Abb. 18).

1. Das Ribonukleotid des Allopurinols hemmt in vitro die 5-Phosphoribosyl-1-pyrophosphat-Amidotransferase sowohl der Taubenleber als auch des Menschen (McCOLLISTER et al., 1964, HOLMES et al., 1973). Dieses Enzym ist geschwindigkeitsbestimmend für die Purinsynthese de-novo. Auf einer Hemmung dieser 5-Phosphoribosyl-1-pyrophosphat-Amidotransferase durch Allopurinolribonukleotid könnte beim Menschen auch in vivo die Beeinflussung der Purinsynthese de novo während einer Allopurinolbehandlung beruhen. Aufgrund der geringen Gewebskonzentration von Allopurinolribonukleotid scheint dieser Mechanismus in vivo jedoch nur eine untergeordnete Rolle zu spielen.

2. Allopurinol führt durch Hemmung der Xanthinoxidase zu einer vermehrten Bildung von Inosinsäure aus Hypoxanthin. Inosin-5-monophosphat sowie die daraus entstehende Adenin- und Guaninnukleotide sind allosterische Inhibitoren der 5-Phosphoribosyl-1-pyrophosphat-Amidotransferase (CASKEY et al., 1964; HOLMES et al., 1973; KELLEY et al., 1973). Obgleich beim Menschen in vivo ein solcher Mechanismus nicht bewiesen ist, wird er durch die Beobachtung, daß Allopurinol bei Mäusen die Reutilisation von Hypoxanthin und Xan-

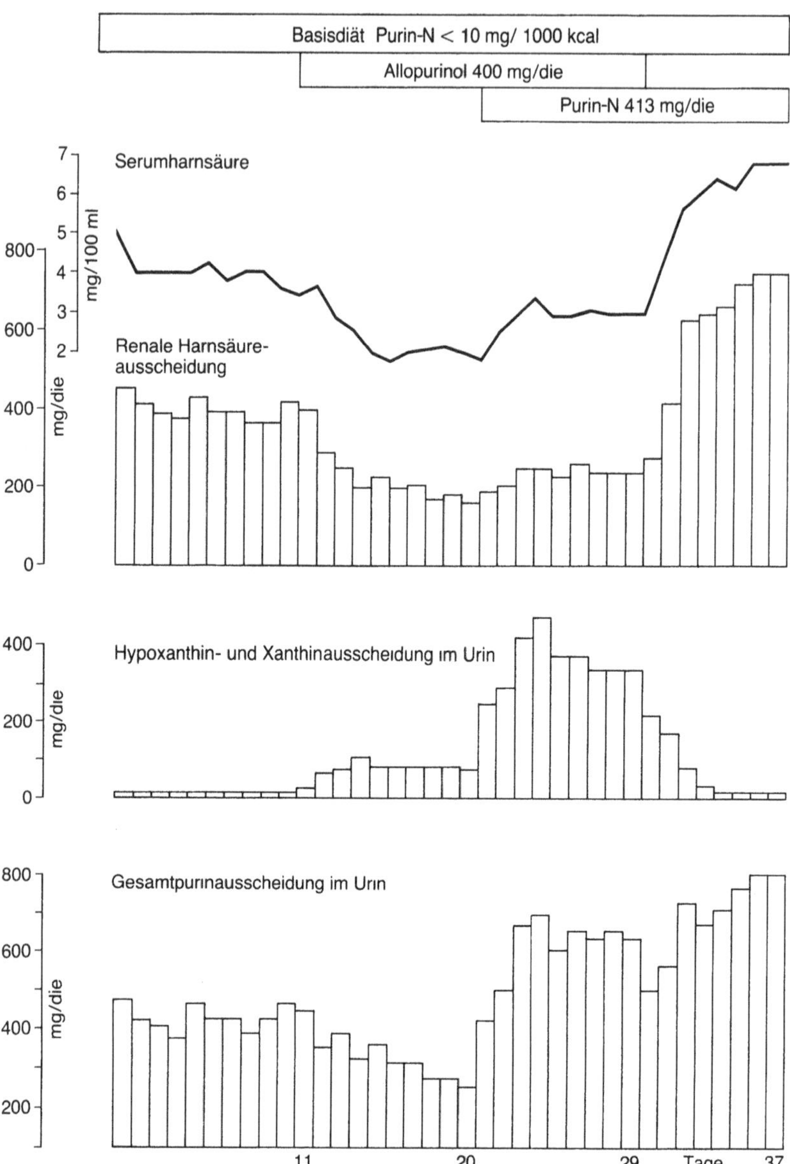

Abb. 17. Serumharnsäure sowie renale Tagesausscheidung von Harnsäure und Oxipurinen unter purinarmer Basisdiät und nach Zulage von Allopurinol sowie Allopurinol und Ribonukleinsäure (Modifiziert nach ZÖLLNER u. GRÖBNER, 1970)

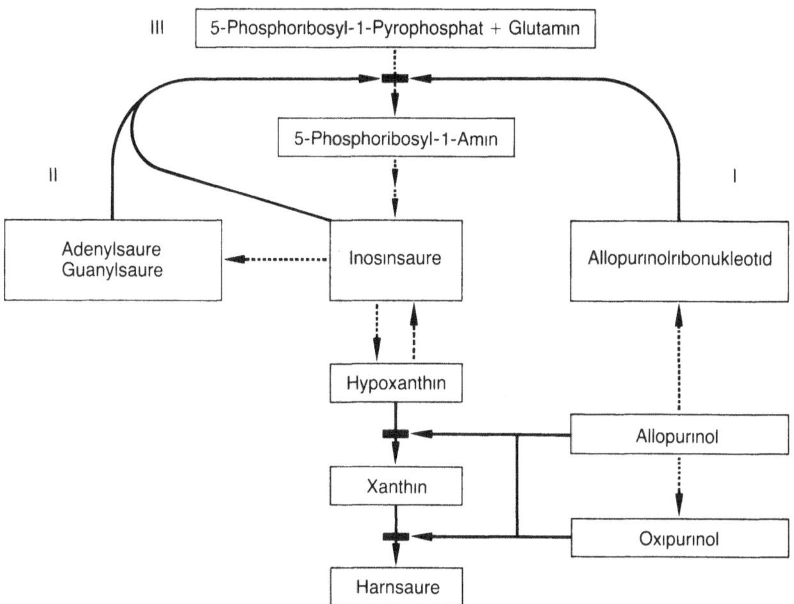

Abb. 18. Mögliche Mechanismen der Hemmung der Purinsynthese durch Allopurinol. I: die Umwandlung von Allopurinol zu Allopurinolribonukleotid, II: die vermehrte Bildung von Inosinsäure, Adenylsäure und Guanylsäure aus Hypoxanthin, III: die Verminderung von intrazellulärem 5-Phosphoribosyl-1-pyrophosphat, Stoffwechselwege ----→, Hemmwirkung ⟶, Ort der Hemmung ■ (Aus GRÖBNER u. ZÖLLNER, 1975)

thin für die Nukleinsäuresynthese steigert, wahrscheinlich gemacht (POMALES et al., 1963, 1965).

3. Fox und Mitarbeiter (1970a) konnten zeigen, daß die orale Einnahme von Allopurinol, nicht jedoch von Oxipurinol, innerhalb von 3–5 Std. zu einem Abfall der 5-Phosphoribosyl-1-Pyrophosphatkonzentration in den Erythrozyten führt. Die Autoren erklären diesen Abfall mit der Bildung von Allopurinolribonukleotid. Es wäre somit vorstellbar, daß die vermehrte Umwandlung von Allopurinol oder Hypoxanthin zu den entsprechenden Ribonukleotiden zu einer Reduktion der intrazellulären Konzentration von 5-Phosphoribosyl-1-pyrophosphat, einem Substrat der 5-Phosphoribosyl-1-pyrophosphat-Amidotransferase, und auf diesem Wege zu einer verminderten Purinsynthese de-novo führt.

Wahrscheinlich läßt sich die Beeinflussung der Purinsynthese de-novo während einer Allopurinolbehandlung nicht auf einen einzigen, sondern auf alle drei Mechanismen zurückführen, wobei die quantitative Relevanz noch offen ist. Eine entscheidende Rolle spielt das Enzym Hypoxanthinguaninphosphoribosyltransferase (HGPRTase), das die

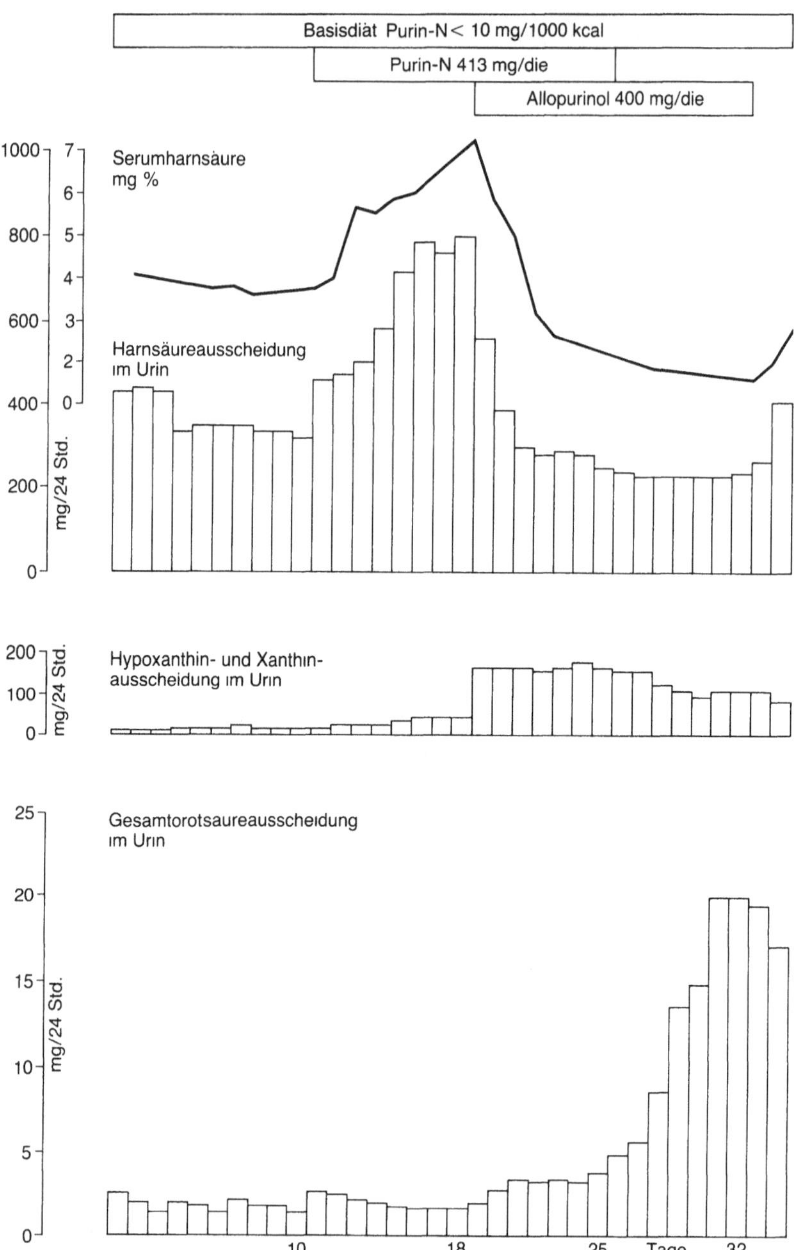

Abb. 19. Serumharnsäure, renale Tagesausscheidung von Harnsäure, Hypoxanthin und Xanthin sowie Gesamtorotsäure (Orotsäure und Orotidin) unter streng purinarmer Basisdiät und nach Zulage von Ribonukleinsäure, Ribonukleinsäure und Allopurinol sowie Allopurinol allein (Aus GRÖBNER u. ZÖLLNER, 1975)

Ribonukleotidbildung katalysiert. So konnten Kelley und Mitarbeiter (1968) zeigen, daß bei Patienten mit verminderter Aktivität dieses Enzyms Allopurinol zu keiner Beeinflussung der Purinsynthese de-novo führt.

Auf eine alternative Hypothese zur Erklärung des Purindefizits nach Gabe von Allopurinol wird von Zöllner und Gröbner (1970) hinge-wiesen. Aufgrund ihrer Untersuchungen beeinflußt Allopurinol unter-schiedlich die endogene und exogene Harnsäurebildung (Abb. 17 u. 19). Während die Hemmung der endogenen Harnsäuresynthese nur etwa 50% ausmacht, wird die Harnsäurebildung aus exogenen Purinen durch Allopurinol vollständig unterdrückt. Da nennenswerte Mengen von Xanthinoxidase nur in der Leber und im Dünndarm gebildet werden, könnte die Elimination der exogenen Uratquote auf einer Anreicherung von Allopurinol – während seiner Resorption – im Dünndarmepithel beruhen. Ob diese Verminderung der exogenen Uratquote bei Zufuhr dieses Mittels durch die Ausscheidung entspre-chender Mengen von Oxipurinen kompensiert wird, dürfte dann in erster Linie davon abhängen, ob diese Verbindungen, nachdem sie sich vor dem Block anhäufen, vornehmlich ins Interstitium mit anschließen-der Verteilung, auch in das Plasma- oder in das Darmlumen diffundie-ren, mit nachfolgendem bakteriellem Abbau. Der Oxipurinnachweis im Stuhl nach vollständiger Bakteriostase im Darm könnte zur Klärung dieser Hypothese beitragen (Zöllner u. Gröbner, 1970).

3.1.3 Beeinflussung des Pyrimidinstoffwechsels

Im Jahre 1970 wurde erstmals über eine Beeinflussung des Pyrimidin-stoffwechsels durch Allopurinol berichtet. Mehrere Autoren beobach-teten unter Allopurinolbehandlung einen Anstieg der renalen Aus-scheidung von Orotsäure und Orotidin (Abb. 20) (Fox et al., 1970b; Kelley u. Beardmore, 1970; Zöllner u. Gröbner, 1971). Dieser Anstieg ist auf eine Hemmung des Enzyms Orotidyldecarboxylase zu-rückzuführen, das für die Umwandlung von Orotidin-5-monophosphat zu Uridin-5-monophosphat verantwortlich ist (Abb. 21). In vitro Un-tersuchungen ergaben, daß Xanthin- und Allopurinolribonukleotid ausgeprägte Inhibitoren der Orotidyldecarboxylase sind (Kelley u. Beardmore, 1970). Da beide Ribonukleotide aus ihren Basen in Ge-genwart von 5-Phosphoribosyl-1-pyrophosphat und Hypoxanthin-guaninphosphoribosyltransferase synthetisiert werden, wurde zuerst angenommen, daß die Hemmung der Pyrimidinsynthese durch Allopu-rinol nur bei Personen mit normaler Aktivität der Hypoxanthinguanin-phosphoribosyltransferase möglich ist. Die Beobachtung, daß auch Pa-

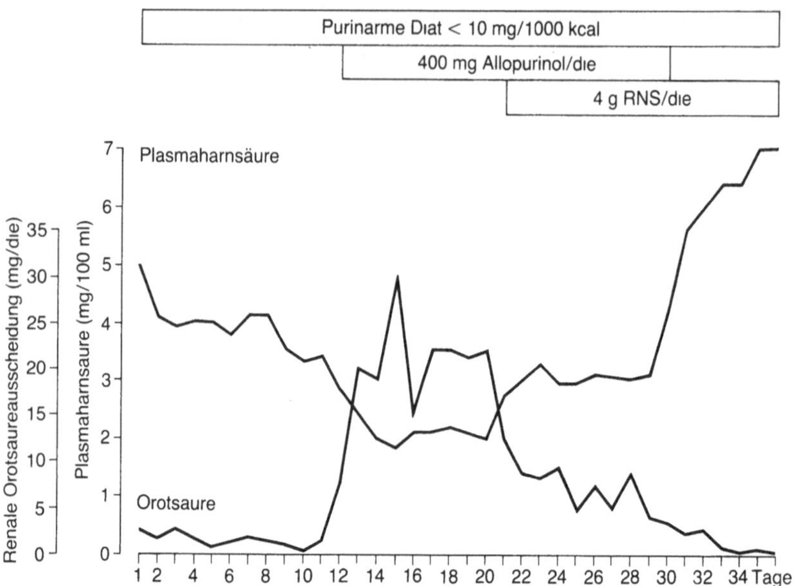

Abb. 20. Der Einfluß von Allopurinol und/oder Ribonukleinsäure auf den Plasmaharnsäurespiegel und die renale Gesamtorotsäureausscheidung (Aus ZÖLLNER u. GRÖBNER,
1971)

tienten mit Lesch-Nyhan-Syndrom, die einen nahezu vollständigen
Verlust der Hypoxanthinguaninphosphoribosyltransferase-Aktivität
aufweisen, nach Verabreichung von Allopurinol eine vermehrte renale
Ausscheidung von Orotidin und Orotsäure aufweisen (BEARDMORE et
al., 1970; Fox et al., 1971), war jedoch mit dieser Hypothese nicht in
Einklang zu bringen.
Untersuchungen von BEARDMORE und KELLEY (1971) ergaben, daß
Orotatphosphoribosyltransferase, das mit Orotidyldecarboxylase einen
Enzymkomplex bildet, ebenfalls an der Bildung eines Inhibitors der
Decarboxylase während Allopurinoltherapie beteiligt ist. Enthielten
Inkubationsgemische 0,1 mM Oxipurinol und 1 mM 5-Phosphoribosyl-
1-pyrophosphat, so kam es zu einer 65% Hemmung der Orotidyldecarboxylase. Aus ähnlichen Studien schlossen Fox und Mitarbeiter
(1971), daß diese Hemmung der Orotidyldecarboxylase auf der Bildung eines durch Orotatphosphoribosyltransferase synthetisierten Ri-
bonukleotidderivates von Oxipurinol zurückzuführen ist. Wurden einem Inkubationsgemisch, das Oxipurinol und 5-Phosphoribosyl-1-py-
rophosphat enthielt, Hypoxanthin oder Orotsäure zugesetzt, so konnte
die Bildung eines Inhibitors von Orotidyldecarboxylase verhindert
werden (BEARDMORE u. KELLEY, 1971). BEARDMORE und KELLEY

48

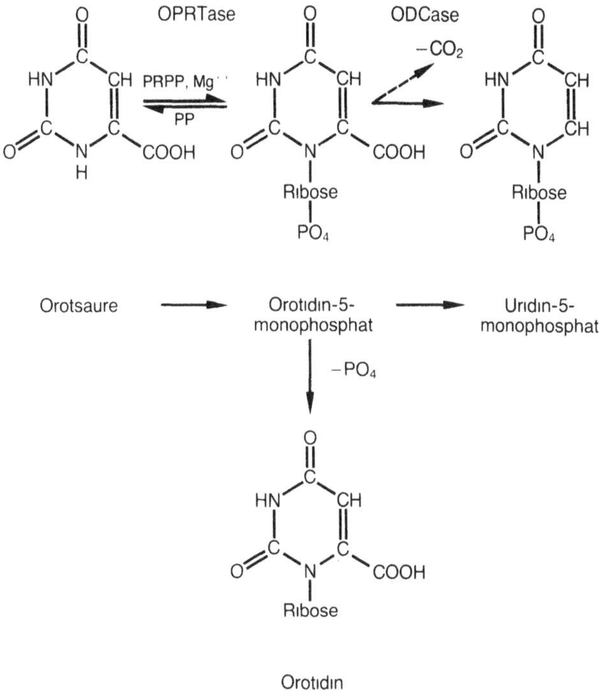

Abb. 21. Die Umwandlung von Orotsäure zu Uridin-5-monophosphat. OPRTase: Orotatphosphoribosyltransferase, ODCase: Orotidyldecarboxylase, PRPP: 5-Phosphoribosyl-1-pyrophosphat

(1971) schlossen daraus, daß in vivo wahrscheinlich zwei Oxipurinolmetaboliten synthetisiert werden, nämlich die durch Hypoxanthinguaninphosphoribosyltransferase katalysierte Synthese von 1-Oxipurinolribonukleotid sowie die durch Orotatphosphoribosyltransferase katalysierte Bildung von 7-Oxipurinolribonukleotid (Abb. 16). Diese beiden Ribonukleotidderivate des Oxipurinols dürften gemeinsam mit Allopurinolribonukleotid und Xanthosin-5-monophosphat die Hemmung der Pyrimidinsynthese während einer Allopurinolbehandlung verursachen. Im Rahmen dieser Befunde dürfte 7-Oxipurinolribonukleotid der einzige Metabolit sein, der die Pyrimidinsynthese bei mit Allopurinol behandelten Lesch-Nyhan-Patienten hemmt.

Der Hemmung der Orotidyldecarboxylase folgt unter kontinuierlicher Verabreichung von Allopurinol innerhalb von 1–2 Wochen ein Anstieg der Aktivität von Orotatphosphoribosyltransferase und Orotidyldecarboxylase (Fox et al., 1971; BEARDMORE et al., 1972) (Abb. 22). Die Ursache dieses Aktivitätsanstieges ist noch nicht vollständig geklärt.

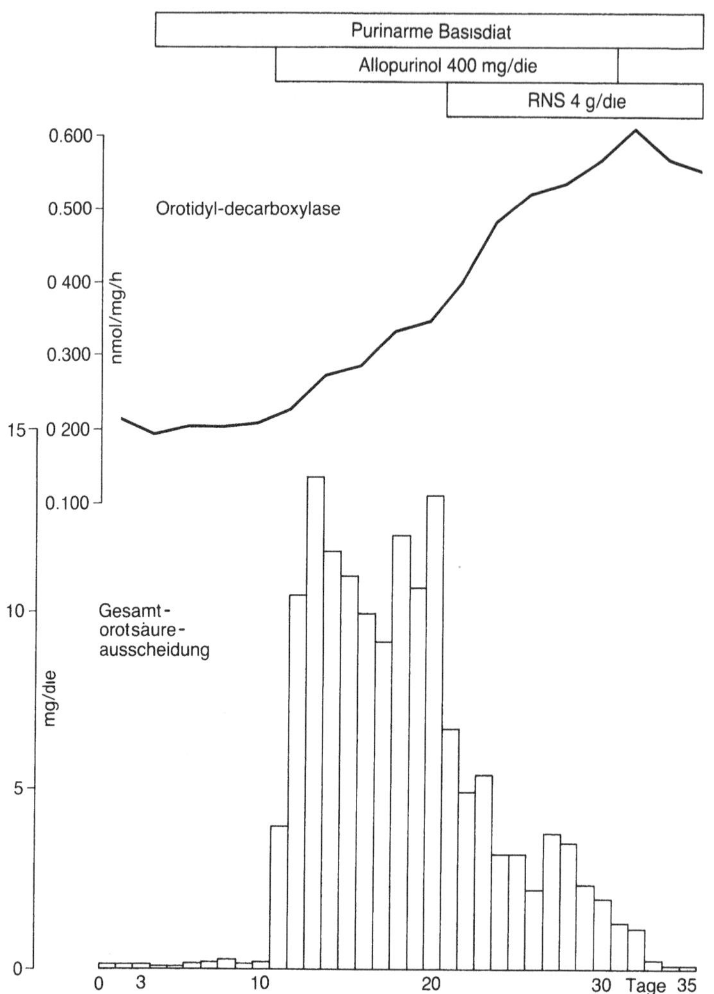

Abb. 22. Der Einfluß von Allopurinol und/oder Ribonukleinsäure (RNS) auf die Gesamtorotsäureausscheidung und die Aktivität der Orotidyldecarboxylase aus Erythrozyten

Während Fox und Mitarbeiter (1971) eine Enzymstabilisierung von Orotatphosphoribosyltransferase und Orotidyldecarboxylase annehmen, führen BEARDMORE und KELLEY (1971) den Anstieg beider Enzymaktivitäten auf eine „Enzymaktivierung im weitesten Sinne" zurück. Untersuchungen von GRÖBNER und KELLEY (1975) deuten darauf hin, daß der Anstieg beider Enzymaktivitäten auf einer Enzymstabili-

50

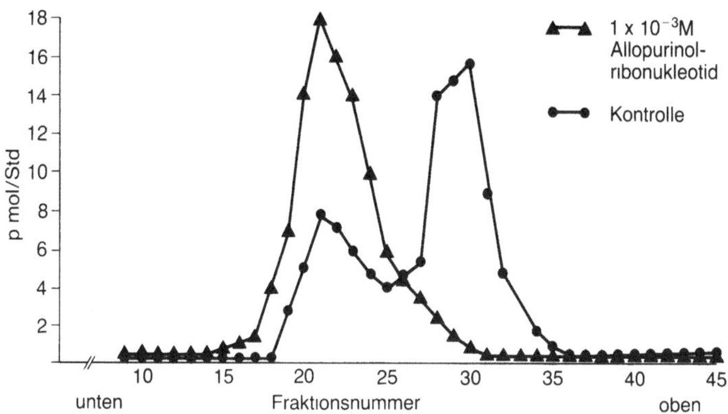

Abb. 23. Der Einfluß von Allopurinolribonukleotid auf die Sedimentation der Orotidyl-decarboxylase aus Erythrozyten in Saccharosegradienten. In Gegenwart von Allopurinolribonukleotid kommt es zu einer Änderung der Molekülgröße der Orotidyldecarboxylase (Aus GRÖBNER u. KELLEY, 1975)

sierung auf der Basis einer Änderung der Molekülgröße beruht (Abb. 23).

1971 wurde erstmals über eine Beeinflussung der durch Allopurinol induzierten Orotacidurie mittels Ribonukleinsäure (RNS) berichtet (ZÖLLNER u. GRÖBNER, 1971) (Abb. 20). Die zusätzliche tägliche Verabreichung von 4 g RNS bewirkte bei gesunden Versuchspersonen, die täglich 400 mg Allopurinol einnahmen, innerhalb weniger Tage eine deutliche Abnahme der renalen Ausscheidung von Orotsäure und Orotidin. Weitere Untersuchungen (ZÖLLNER et al., 1975; GRÖBNER u. ZÖLLNER, 1977) ergaben, daß nicht nur Ribonukleinsäure, sondern RNS-Hydrolysat sowie die in der RNS enthaltenen Nukleotide Guanosin-5-monophosphat, Uridin-5-monophosphat und Cytidin-5-monophosphat (1 g/die) zu einer Reduktion der durch Allopurinol induzierten renalen Orotsäureausscheidung führen. Schließlich vermindern auch Nukleoside (Uridin, Cytidin, Adenosin, Guanosin) sowie Hypoxanthin (Abb. 24) die durch Allopurinol induzierte Orotacidurie (RAUCH-JANIEN et al., 1976; ZÖLLNER u. GRÖBNER, 1978). Diese Befunde sind mit einer Hemmung der Pyrimidinsynthese durch exogene Purin- und Pyrimidinderivate vereinbar. Damit in Einklang steht auch die klinische Beobachtung, daß bei der hereditären Orotacidurie, der einzigen bisher beim Menschen bekannten angeborenen Pyrimidinstoffwechselstörung, die Verabreichung von Uridin zu einer Reduktion der renalen Ausscheidung von Orotsäure führt (Abb. 25; HUGULEY et al., 1959; BECROFT u. PHILLIPS, 1965).

Purinfreie Formeldiät
Allopurinol 400 mg/die
Hypoxanthin 3 g/die
11
9
7
mg/100 ml
Serumharnsäure
1000
5
900
800
3
700
600
1
500
mg/24 h
Harnsäureausscheidung im Urin
400
300
200
100
0
1
3
7
13
23
Tage
28
30
mg/24 h
25
Gesamtorotsäureausscheidung im Urin
20
15
10
5
0
1
3
7
13
23
Tage
28

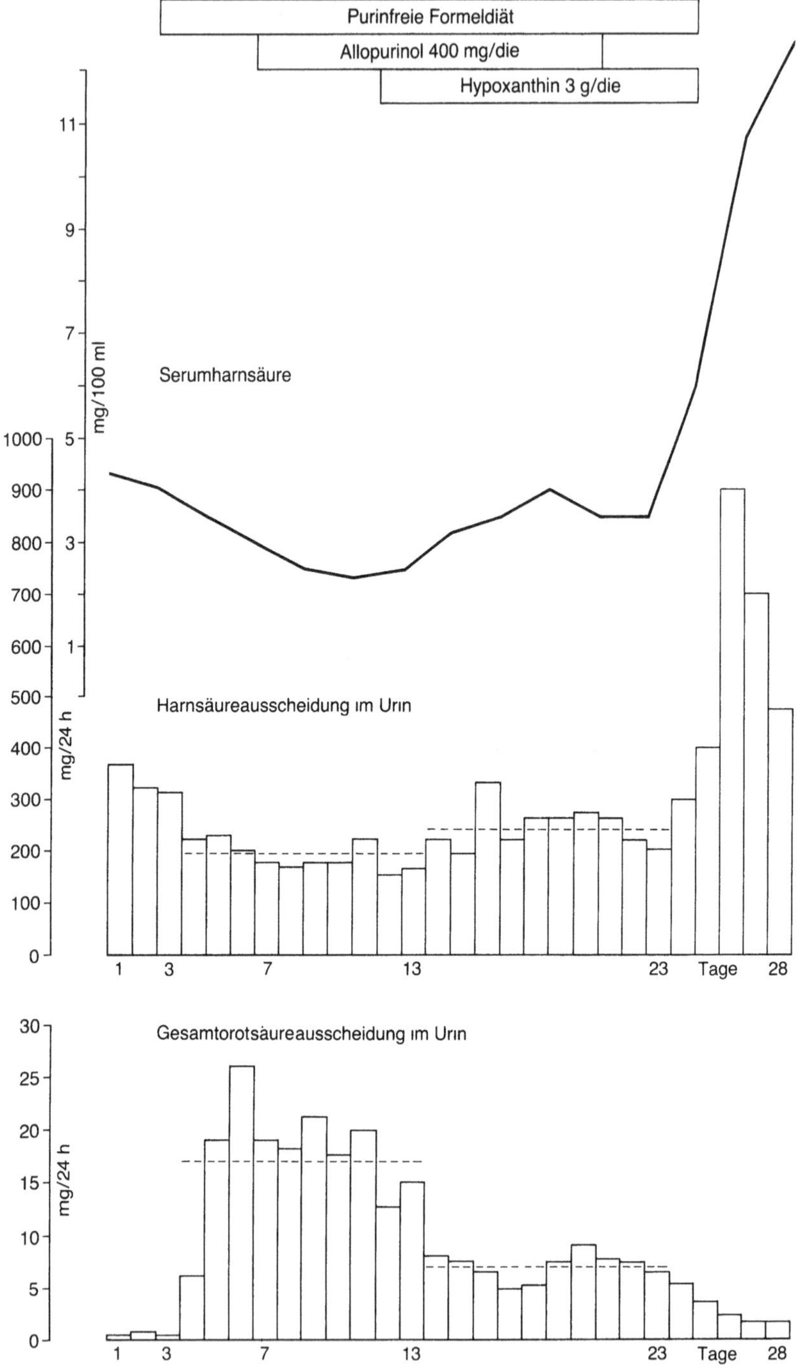

52

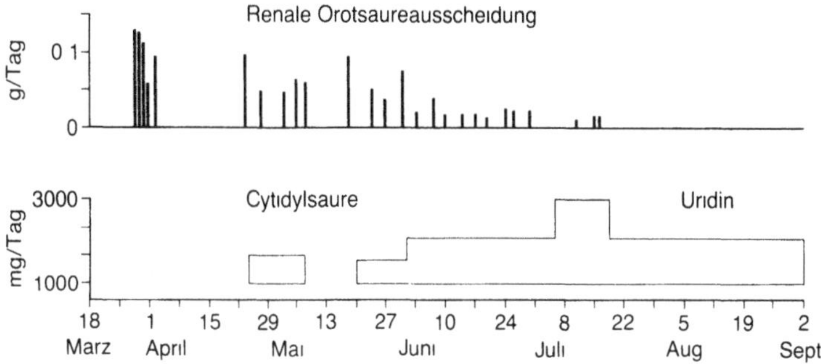

Abb. 25. Die Beeinflussung der renalen Orotsäureausscheidung durch Uridin (Modifiziert nach BECROFT u. PHILLIPS, 1965)

3.1.4 Klinik

Zahlreiche Untersuchungen unterstreichen die Wirksamkeit von Allopurinol in der Behandlung der Hyperurikämie und Harnsäurenephrolithiasis (WYNGAARDEN et al., 1963; YÜ u. GUTMAN, 1964; RUNDLES et al., 1964; DELBARRE et al., 1966; ZÖLLNER u. SCHATTENKIRCHNER, 1967). Die partielle Hemmung der Xanthinoxidase durch Allopurinol führt innerhalb von 24 Std. zu einem Abfall der Serumharnsäure und renalen Harnsäureausscheidung bei gleichzeitigem Anstieg der Ausscheidung von Hypoxanthin und Xanthin im Urin. Die Wirkung von 400 mg Allopurinol ist so gut, daß eine Purinstickstoffbelastung von 413 mg/die gut kompensiert wird (Abb. 19).

Die Therapie wird eingeleitet mit einer Tablette Zyloric 300 pro Tag. Das Therapieziel sind Serumharnsäurewerte um 5 mg/dl. Liegt die Serumharnsäure nach 2 Wochen noch nicht im Normbereich oder bereits unter 4 mg/dl, so wird die Dosis entsprechend geändert. Die endgültige Dosis liegt zwischen 200 und 900 mg, sie kann als Einzeldosis eingenommen werden. Bei den meisten Patienten werden mit einer Dosis von 200 bis 400 mg/die normale Serumharnsäurespiegel erreicht. Allopurinol in einer Form mit verzögerter Resorption (Allopurinol retard) ist hinsichtlich der Senkung des Serumharnsäurespiegels weniger wirksam als Allopurinol (Abb. 26) (GRÖBNER et al., 1977). Absetzen von Allopurinol führt zu einem Anstieg von Serumharnsäure und renaler Harnsäureausscheidung, wobei die Ausgangswerte nach einer Woche erreicht werden.

Abb. 24. Der Einfluß von Allopurinol und/oder Hypoxanthin auf Serumharnsäure sowie renale Ausscheidung von Harnsäure und Gesamtorotsäure (Orotsäure und Orotidin)

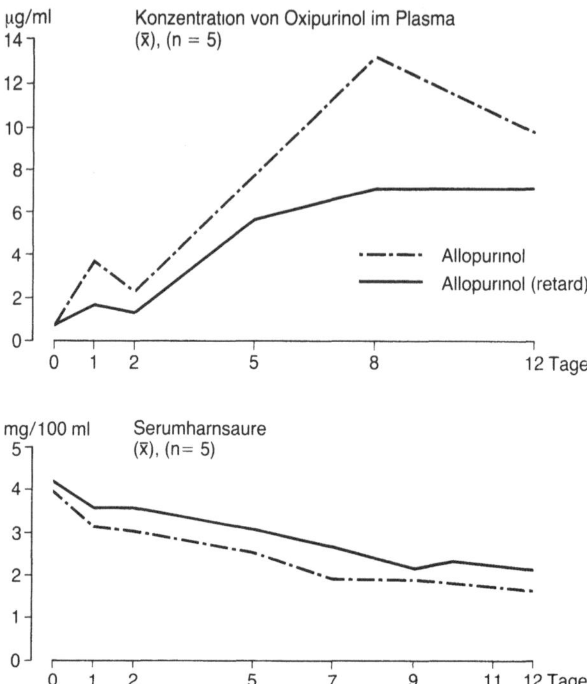

Abb. 26. Verlauf der Oxipurinolkonzentration im Plasma sowie des Serumharnsäurespiegels nach Verabreichung von Allopurinol bzw. Allopurinol in einer Form mit verzögerter Resorption (Allopurinol retard) bei fünf gesunden Versuchspersonen. Die Untersuchungen wurden unter standardisierten Ernährungsbedingungen durchgeführt (GRÖBNER et al., 1977)

Unter konsequenter Allopurinoltherapie bleiben nach wenigen Monaten Gichtanfälle aus. Weichteiltophi verschwinden, Knochentophi können sich unter Wiederherstellung des Gelenkes ebenfalls zurückbilden, meist beobachtet man jedoch eine Defektheilung. Die Bildung von Harnsäuresteinen wird unter Allopurinol verhindert, Harnsäuresteine können sich auflösen. COE und RAISEN (1973) berichteten außerdem über einen günstigen Einfluß von Allopurinol auf die Bildungsrate von calciumhaltigen Harnsteinen. Keine sicheren Angaben können dagegen bis jetzt bezüglich der therapeutischen Beeinflussung der Gichtniere gemacht werden. Die bisher vorliegenden Untersuchungsergebnisse deuten jedoch darauf hin, daß die Progredienz der Gichtniere unter Allopurinol verhindert wird. Der Vorteil des Allopurinols gegenüber den Urikosurika liegt in der Hemmung der Harnsäurebildung und der dadurch bedingten Verminderung der renalen Harnsäureausscheidung. Daraus leiten sich auch die Indikationen zur Allopurinoltherapie

Tabelle 6. Unbedingte Indikation zur Allopurinoltherapie

Gichtniere
Harnsäurenephrolithiasis
Familiäre Hyperurikämie auf der Basis von Enzymdefekten des Purinstoffwechsels
Lesch-Nyhan-Syndrom
Verschiedene sekundäre Hyperurikämien
Allergie gegenüber Urikosurika
Unverträglichkeit von Urikosurika
Nichtansprechen auf Urikosurika

ab. Bei einigen Fällen besteht allerdings eine unbedingte Indikation für Allopurinol (Tabelle 6).

Für Allopurinol gibt es im Handel nur die orale Verabreichungsform. Von KANN et al. (1968) wurde zur Behandlung ihrer Patienten mit sekundärer Hyperurikämie bei neoplastischen Prozessen – wegen der bei diesen Patienten vorhandenen Schwierigkeiten, die orale Medikation einzunehmen – eine Präparation zur parenteralen Zufuhr von Allopurinol entwickelt. Dazu wurde das lösliche Natriumsalz von Allopurinol verwendet. Die Präparation war ohne Schwierigkeiten zu verabreichen, gut wirksam und nicht toxisch, ist jedoch relativ unstabil. Intravenöse Gaben von bis zu 420 mg/m² Körperoberfläche pro 24 Std. wurden gut toleriert. Keine wesentlichen Unterschiede ergaben sich bei Vergleich der Wirksamkeit von oral und intravenös verabreichtem Allopurinol.

3.1.5 Interaktion von Allopurinol mit anderen Arzneimitteln

Einige Interaktionen von Allopurinol mit anderen Arzneimitteln erklären sich durch die Hemmung der Xanthinoxidase durch Allopurinol. So wird die enzymatische Oxidation von 6-Mercaptopurin zu 6-Thioharnsäure durch Allopurinol gehemmt (Abb. 14). Bei gleichzeitiger Gabe von Allopurinol und 6-Mercaptopurin muß deshalb zur Vermeidung von Überdosierungserscheinungen die Dosis der letztgenannten Substanz um etwa 75% vermindert werden (KELLEY, 1968). Das Gleiche gilt für die gleichzeitige Verabreichung von Allopurinol und Azathioprin (ELION u. HITCHINGS, 1975).

Die renale Ausscheidung von Oxipurinol wird durch Urikosurika (z. B. Probenecid) gesteigert. Denselben Effekt ruft, wahrscheinlich infolge seiner urikosurischen Wirkung, eine hohe Salizylatdosis hervor (ELION, 1978). Weiterhin wird der Einfluß des Oxipurinols auf den Pyrimidinstoffwechsel bei gleichzeitiger Einnahme von Thiaziddiuretika erhöht.

So kommt es bei gleichzeitiger Verabreichung von Chlorothiazid und Allopurinol im Vergleich zu alleiniger Allopurinolgabe zu einer vermehrten renalen Ausscheidung von Orotsäure und Orotidin (WOOD et al., 1972; 1974).

Die Oxidation von Tolbutamid zu Carboxytolbutamid, einem inaktiven Metaboliten, wird bei der Ratte durch Xanthinoxidase katalysiert. Beim Menschen beobachtete GLOGNER (1970) eine Stunde nach Allopurinolverabreichung im Vergleich zu den Kontrollen eine geringere Ausscheidung von Carboxytolbutamid.

Allopurinol beeinflußt außerdem die Pharmakokinetik von Cumarinderivaten. Nach VESELL et al. (1971) betrug z. B. die mittlere Halbwertszeit für Dicoumarol im Plasma von Normalpersonen 51,0 ± 9 Std.; nach zweiwöchiger Allopurinolgabe (2,5 mg/kg per os/die) hatte sich dieser Wert auf das Dreifache (152,5 ± 72,6 Std) erhöht. In gleicher Weise verlängert Allopurinol die Halbwertszeit von Antipyrin (VESELL et al., 1971). Eine verminderte hepatische Metabolisierung dieser Substanzen wird ursächlich angenommen.

Weitere Arzneimittelinteraktionen des Allopurinols betreffen auch Probenecid (TJANDRAMAGE et al., 1972) und Cyclophosphamid (BOSTON COLLABORATIVE DRUG SURVEILLANCE PROGRAM, 1974).

3.1.6 Nebenwirkungen einer Allopurinoltherapie

Nebenwirkungen unter Allopurinol sind selten. Zu Beginn einer Allopurinoltherapie können vermehrt Gichtanfälle auftreten, weshalb während der ersten Therapiemonate eine Kolchizinprophylaxe empfohlen wird. Xanthinsteine unter Allopurinolbehandlung wurden bei Patienten mit Lesch-Nyhan-Syndrom sowie einem Patienten mit Lymphosarkom (unter zytostatischer Therapie) beobachtet. (GREENE et al., 1969; BAND et al., 1970). Von WATTS et al. (1971) wurden bei Patienten, die unter Allopurinoltherapie standen, in den Muskeln Xanthin-, Hypoxanthin- und Oxipurinolkristalle gefunden, ohne daß klinische Manifestationen einer Muskelerkrankung nachweisbar waren.

Selten treten während einer Allopurinoltherapie gastrointestinale Störungen oder allergische Reaktionen auf. Toxische, epidermale Nekrolyse (STRAITIGOS et al., 1972; KANTOR, 1970), Alopecie (AUERBACH u. ORENTRICH, 1968), Knochenmarksdepression, granulomatöse Hepatitis (SIMONS et al., 1972) und Vasculitis (JARZOBSKI et al., 1970) sind in Einzelfällen unter Allopurinoltherapie beobachtet worden. Bei gleichzeitiger Verabreichung von Allopurinol und Ampicillin scheinen Überempfindlichkeitsreaktionen der Haut gehäuft aufzutreten (in 22,4% gegenüber 7,5% bei Personen ohne gleichzeitige Allopurinolgabe)

(Boston Collaborative Drug Surveillance Program, 1972). KORTING
und LESCH (1978) beschrieben das Auftreten einer akuten Cholangitis
während Allopurinolbehandlung. Folgende Nebenwirkungen werden
in der Literatur noch erwähnt: Exfoliative Dermatitis, generalisierte
Überempfindlichkeitsreaktion mit Vaskulitis und verschiedenen Or-
ganmanifestationen (Niere), Fieber und Eosinophilie. Diese Nebenwirkungen wurden vor allem beobachtet, wenn die Dosis von Allopurinol bei Niereninsuffizienz nicht reduziert wurde.

3.2 Thiopurinol

Die Verabreichung von Thiopurinol führt zu einer Senkung des Serumharnsäurespiegels sowie der renalen Harnsäureausscheidung. Ein Anstieg der Oxipurinausscheidung im Urin wird dabei nicht beobachtet
(DELBARRE et al., 1968; GRIEBSCH u. ZÖLLNER 1975). Die Wirkung des
Thiopurinols beruht auf einer Hemmung der Purinsynthese.

3.3 6-Mercaptopurin

6-Mercaptopurin, ein Strukturanaloges von Hypoxanthin, hemmt die
Purinsynthese. Die Hauptwirkung von 6-Mercaptopurin tritt nach seiner Umwandlung zum Ribonukleotid Thio-Inosinsäure (Thio-IMP)
auf und beruht wahrscheinlich auf einer Hemmung der Phosphoribo-
syl-1-pyrophosphat-Amidotransferase. Eine gewisse Resistenz gegenüber 6-Mercaptopurin tritt bei Patienten mit verminderter Aktivität
der Hypoxanthinguaninphosphoribosyltransferase auf, da dieses Enzym zur Umwandlung von 6-Mercaptopurin zu Thio-IMP benötigt
wird. Etwa 25–30% des 6-Mercaptopurins werden durch Xanthinoxidase zu 6-Thioharnsäure umgewandelt.
In vitro sind sowohl 6-Mercaptopurin als auch 6-Thioharnsäure kom-
petitive Hemmstoffe der Xanthinoxidase (SILBERMAN u. WYNGAARDEN,
1961). Da Allopurinol die Oxidation von 6-Mercaptopurin zu 6-Thio-
harnsäure durch die Xanthinoxidase hemmt, muß bei gleichzeitiger
Gabe von Allopurinol die Dosierung von 6-Mercaptopurin zur Vermeidung toxischer Nebenwirkungen um etwa 75% reduziert werden.

3.4 Azathioprin (6-[1-Methyl-4-nitro-imidazol-5-yl]-thiopurin)

Azathioprin ist ein Derivat des 6-Mercaptopurin. Die aktive Form entsteht durch eine Spaltung in die freie Mercapto-Verbindung und eine anschließend erfolgende Umwandlung in 6-Mercaptoribonukleotid. Da bei Patienten mit verminderter Aktivität der Hypoxanthinguaninphosphoribosyltransferase nach Gabe von Azathioprin keine Hemmung der Purinsynthese de novo auftritt, darf man annehmen, daß die Ribonukleotidform die aktive Hemmsubstanz sein muß. Eine Senkung der Serumharnsäure und renalen Harnsäureausscheidung bei Gichtpatienten unter Azathioprintherapie wurde erstmals 1966 von SØRENSEN beschrieben.
Da nach Verabreichung von Azathioprin die renale Oxipurinausscheidung nicht ansteigt, darf man annehmen, daß die verminderte Harnsäurebildung nicht auf einer Hemmung der Xanthinoxidase, sondern der de-novo-Purinsynthese beruht.

3.5 Orotsäure

Durch Verabreichung von Orotsäure (2–6 g täglich) kann beim Menschen eine Senkung des Serumharnsäurespiegels erreicht werden (KELLEY et al., 1970). Diese Wirkung kommt sowohl durch eine vermehrte Harnsäureausscheidung als auch durch eine Hemmung der Purinsynthese zustande. Die Hemmung der Purinsynthese läßt sich auf eine Verminderung der intrazellulären Konzentration von 5-Phosphoribosyl-1-pyrophosphat, einem Substrat der Phosphoribosyl-1-pyrophosphat-Amidotransferase zurückführen. Gegen eine risikolose klinische Verwendung von Orotsäure zur Senkung des Serumharnsäurespiegels spricht in erster Linie die bei der Ratte beobachtete Entwicklung einer Fettleber (CREASEY et al., 1961).

4 Die renale Harnsäureausscheidung

W. Löffler

Über die Nieren werden bei physiologischen Spiegeln nach Untersuchungen mit einer Isotopenverdünnungsmethode ungefähr zwei Drittel der Harnsäure ausgeschieden, der Rest wird in den Magen-Darm-Trakt sezerniert und dort bakteriell abgebaut (vgl. Abb. 27). Während über Änderungen der enteralen Harnsäureausscheidung unter verschiedenen Bedingungen keine gesicherten Erkenntnisse vorliegen, wird die renale Ausscheidung durch vielerlei therapeutische Maßnahmen und Stoffwechselvorgänge beeinflußt.

Bei der renalen Harnsäureausscheidung sind drei Mechanismen beteiligt. Nach Filtration an der Glomerulummembran wird die Harnsäure rückresorbiert; im distalen Teil des proximalen Tubulus wird Harnsäure sezerniert. Die Ausscheidung beträgt 5–10% der filtrierten Menge beim Gesunden unter Normalkost. Dies entspricht einer renalen Harnsäureclearance von 8,7 $\pm$ 2,5 ml/min (Gröbner u. Zöllner, 1976). Die renale Clearance ist bei Gichtpatienten durchschnittlich geringer, die Bereiche der Werte von Gesunden und Patienten mit familiärer Hyperurikämie überschneiden sich jedoch (Rieselbach, 1977).

4.1 Tubulärer Harnsäuretransport

Die ersten Erkenntnisse über die renale Harnsäureausscheidung des Menschen wurden aus klinisch-experimentellen Untersuchungen gewonnen (Harnsäureinfusionen, orale Purinbelastung, Anwendung urikosurisch wirksamer Substanzen und von Harnsäuresekretionshemmern). Später kamen Mikroperfusions- und -punktionsuntersuchungen am Versuchstier hinzu, die vor allem über den Ort des Harnsäuretransports in der Niere sowie über Wechselwirkungen zwischen Harnsäuretransport und dem Transport anderer organischer Substanzen Auskunft gaben.

Die Harnsäure wird glomerulär zu einem hohen Prozentsatz (Hatfield u. Simmonds, 1974), möglicherweise vollständig (Gutman u. Yü,

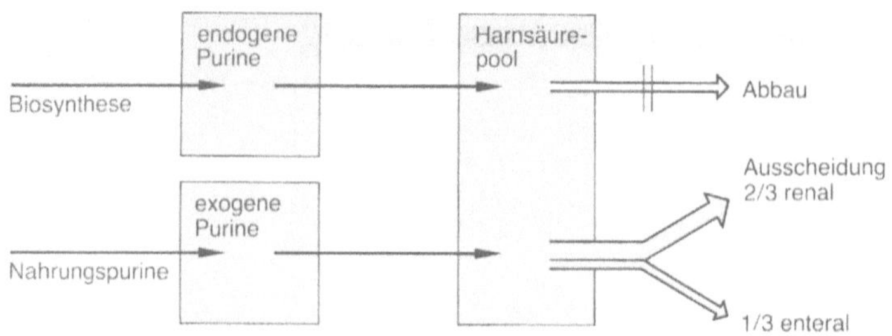

Abb. 27. Purinbiosynthese und Nahrungspurine (endogene bzw. exogene Uratquote) speisen den Harnsäurepool. Die Ausscheidung der Harnsäure erfolgt über Nieren und Darm. Die Fähigkeit zum Harnsäureabbau ist beim Menschen verlorengegangen

1961) filtriert. Eine vollständige Filtration ist nur dann möglich, wenn keine Bindung an Plasmaproteine vorliegt. Eine solche Bindung wurde verschiedentlich postuliert, die Angaben schwankten jedoch zwischen 0 und 40% je nach Versuchsanordnung (BENNHOLD et al., 1938; WOLFSON et al., 1947; GUTMAN u. YÜ, 1961; ALVSAKER, 1966; SHEIK u. MØLLER, 1968).

BLUESTONE et al. (1969) nehmen an, daß urikosurisch wirksame Arzneimittel die Harnsäure aus ihrer Plasmaproteinbindung verdrängen. POSTLETHWAITE et al. (1974) zeigten, daß Salizylate während der Hämodialyse zu einer Verbesserung der Harnsäuresenkung im Plasma führen und werteten dies als indirekten Beweis für die These, daß eine Plasmabindung der Harnsäure in vivo existiert. Die Mehrheit aller Arbeiten spricht jedoch dafür, daß die Plasmaproteinbindung der Harnsäure in vivo, d. h. bei 37° C, so gering ist, daß sie sowohl unter physiologischen als auch pathologischen Bedingungen (Gicht und Hyperurikämie) vernachlässigt werden kann (YÜ u. GUTMAN, 1953; KOVARSKY et al., 1976; LEVINSON u. SØRENSEN, 1980). Die folgenden Abschnitte beschäftigen sich deshalb vorwiegend mit der tubulären Sekretion und Rückresorption der Harnsäure, wobei eine vollständige Filtration angenommen wird.

Bereits 1924 schloß MAYRS aus Tierexperimenten, daß bei der renalen Harnsäureausscheidung aktive Transportmechanismen beteiligt sein müssen. Nachdem mit Einführung der Inulin-Clearance die glomeruläre Filtration zuverlässig bestimmt werden konnte, zeigte sich, daß beim Menschen und mehreren Tierarten die ausgeschiedene Harnsäuremenge nur einen Bruchteil der filtrierten darstellte, daß in den Nieren also neben der Filtration auch eine Rückresorption stattfinden mußte.

BERLINER et al. (1950) infundierten gesunden Versuchspersonen Lithiumurat und fanden eine stetige Abnahme der Differenz zwischen filtrierter und ausgeschiedener Harnsäuremenge mit steigender Plasmakonzentration. Sie deuteten dies als Folge entweder einer Änderung der Proteinbindung der Plasmaharnsäure, einer Verminderung der Rückresorption filtrierter Harnsäure oder einer Kombination beider Mechanismen.

Ebenfalls 1950 beschrieben PRAETORIUS und KIRK einen Patienten mit abnorm niedriger Serumharnsäure, dessen renale Harnsäureausscheidung um 46% über der filtrierten Menge lag, ein erster Hinweis auf eine Harnsäuresekretion.

Die Entdeckung der paradoxen Harnsäureretention (YÜ et al., 1957) führte dann endgültig zu der Überlegung, daß die Harnsäureausscheidung am besten mit Hilfe eines Drei-Komponenten-Systems von Filtration, Rückresorption und Sekretion zu erklären ist (GUTMAN u. YÜ, 1957) Abb. 28). Unter *paradoxer Harnsäureretention* versteht man die Eigenschaft verschiedener Arzneimittel, die renale Harnsäureausscheidung in niedriger Dosierung zu hemmen und in hoher Dosierung zu verbessern. In mittlerer Dosierung bleibt die Ausscheidung unbeeinflußt.

GUTMAN und YÜ veröffentlichten 1961 ihre *Drei-Komponenten-Hypothese,* die besagt, daß Harnsäure fast vollständig filtriert, durch aktiven Transport zum größten Teil rückresorbiert und schließlich wieder sezerniert wird. Von diesen drei Komponenten war nur die Größe der Filtration zuverlässig zu bestimmen. Der Anteil, den Rückresorption und Sekretion an der Harnsäureelimination hatten, konnte zunächst nicht sicher angegeben werden. Erst die antiurikosurische Wirkung von Pyrazinamid (YÜ et al., 1957) ermöglichte dies.

Zur annähernden Bestimmung der Größe von Rückresorption und Sekretion beschrieben STEELE und RIESELBACH (1967) den *Pyrazinamid-Suppressionstest* (Abb. 28 Mitte). Dabei wird die maximale Abnahme der renalen Harnsäureausscheidung unter Pyrazinamid untersucht. Die Interpretation des Tests setzt voraus, daß tubuläre Rückresorption und Sekretion zwei voneinander unabhängige Mechanismen sind und daß Pyrazinamid die Sekretion selektiv hemmt. Unter diesen Bedingungen stellt die durch Pyrazinamid hervorgerufene Abnahme der renalen Harnsäureausscheidung ein Maß für die Sekretion, die Restausscheidung ein Maß für diejenige Harnsäuremenge dar, die nicht rückresorbiert wurde. Da eine Steigerung der Rückresorption durch Pyrazinamid nicht sicher ausgeschlossen werden kann, ist die Abnahme der Ausscheidung ein Mindestmaß für die Sekretion, die Restausscheidung stellt die maximal nicht rückresorbierte Harnsäuremenge dar.

Es zeigte sich, daß die Verringerung der renalen Harnsäureausscheidung durch Pyrazinamid der Serumkonzentration proportional ist, wenn bei gesunden Versuchspersonen die Serumharnsäurekonzentra-

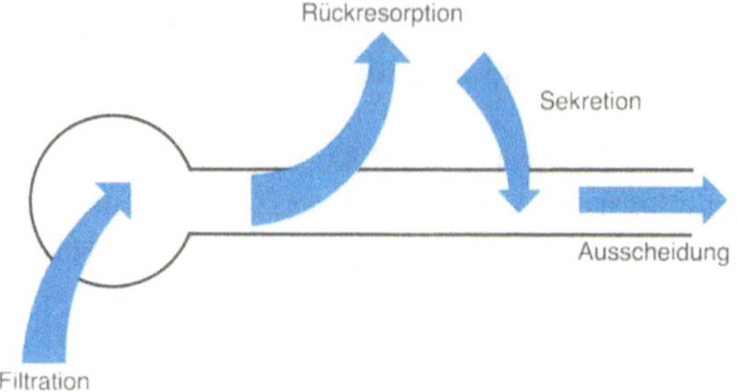

Hemmung der Harnsäuresekretion

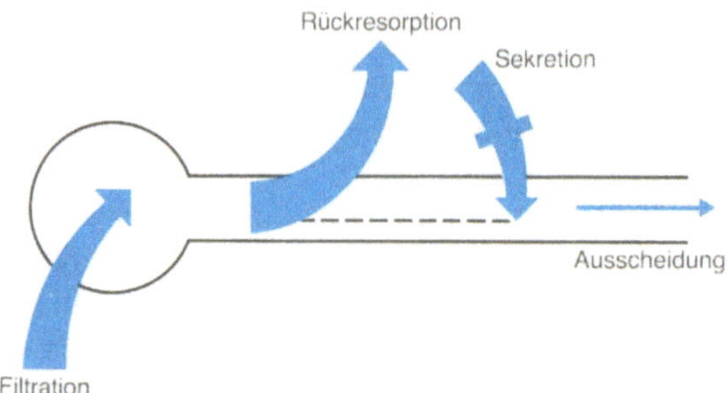

Wirkung der Urikosurika

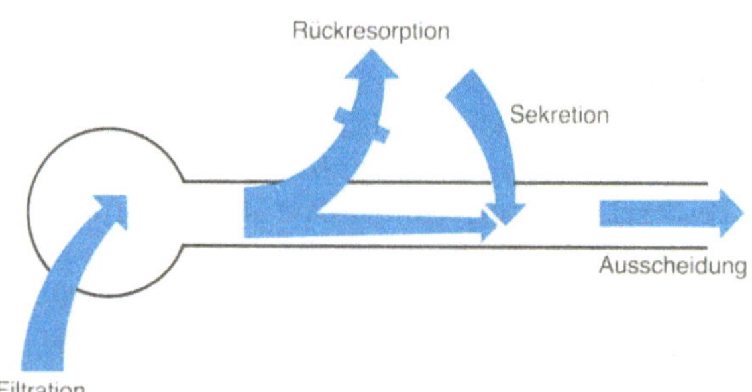

Abb. 28. Drei Komponenten-Hypothese der renalen Harnsäureausscheidung. Bei Hemmung der Harnsäuresekretion ist die Ausscheidung vermindert, da die Rückresorption unbeeinflußt bleibt. Durch Pyrazinamid läßt sich die renale Harnsäureausscheidung fast vollständig unterdrücken. Man nimmt deshalb an, daß dieses Medikament die tubuläre Harnsäuresekretion blockiert. Diese Annahme wird durch tierexperimentelle Untersuchungen gestützt.

Es läßt sich nicht mit Sicherheit angeben, ob die geringe Restausscheidung von Harn-

tion durch andere Arzneimittel angehoben oder gesenkt wird. Unabhängig von der Serumkonzentration wurde die Harnsäure nahezu vollständig rückresorbiert. Die tubulären Transportmechanismen waren also in der Lage, auf ein größeres Harnsäureangebot sowohl mit einer Zunahme der Rückresorption als auch einer Zunahme der Sekretion zu reagieren. Dabei schien die Sekretion der für die Harnsäureausscheidung entscheidende Mechanismus zu sein (STEELE u. RIESELBACH, 1967; GUTMAN et al., 1969).

GUTMAN et al. fanden 1959 bei Patienten mit Niereninsuffizienz und Normalpersonen unter gleichzeitiger Anwendung von Sulfinpyrazon, osmotischer Diurese und Harnsäureinfusionen eine renale Harnsäureausscheidung von bis zu 123% der filtrierten Menge. Eine vollständige Hemmung der Rückresorption war unter diesen Bedingungen nicht wahrscheinlich. Die Autoren hatten deshalb geschlossen, daß die sezernierte Menge möglicherweise größer ist als die ausgeschiedene Menge und außerdem auf gleicher Höhe mit oder distal des Sekretionsortes im Tubulus nochmals eine Rückresorption stattfindet. Diese Beobachtung stellte den damals allgemein anerkannten Grundsatz in Frage, daß eine Hypourikämie (abgesehen von den seltenen Fällen von Xanthinurie) die Folge einer verminderten Rückresorption proximal der Stelle der Sekretion ist.

Dieser Grundsatz galt auch für die Wirkung der Urikosurika. Es war demnach zu erwarten, daß bei gleichzeitiger Gabe von Urikosurika und Pyrazinamid die durch Urikosurika hervorgerufene Mehrausscheidung der Harnsäure mengenmäßig unverändert blieb. Um ein Beispiel zu nennen: ein Patient scheidet renal 400 mg Harnsäure pro Tag aus, unter einem Urikosurikum steigt die Ausscheidung vorübergehend auf 1000 mg. Bei Gabe von Pyrazinamid sinkt die Ausscheidung von 400 auf 100 mg pro Tag. Nach der Drei-Komponenten-Hypothese ist damit bei kombinierter Gabe von Urikosurikum und Pyrazinamid eine Ausscheidung von 700 mg zu erwarten. Sowohl im Tierversuch als auch beim Menschen (STEELE u. BONER, 1973; DIAMOND u. PAOLINO, 1973) führten jedoch Pyrazinamid bzw. Pyrazinsäure zu einer weitgehenden Hemmung der urikosurischen Wirkung. In unserem Beispiel würde also die renale Harnsäureausscheidung von 100 mg/die unter Pyrazinamid durch das Urikosurikum nicht verändert werden.

Diese Beobachtungen waren nur dadurch zu erklären, daß auf gleicher

---

säure unter Pyrazinamid durch eine nicht ganz vollständige Sekretionshemmung oder durch eine unvollständige (präsekretorische) Rückresorption zustande kommt.

Bei Gabe eines Urikosurikums addiert sich zur sezernierten die nicht rückresorbierte Harnsäuremenge.

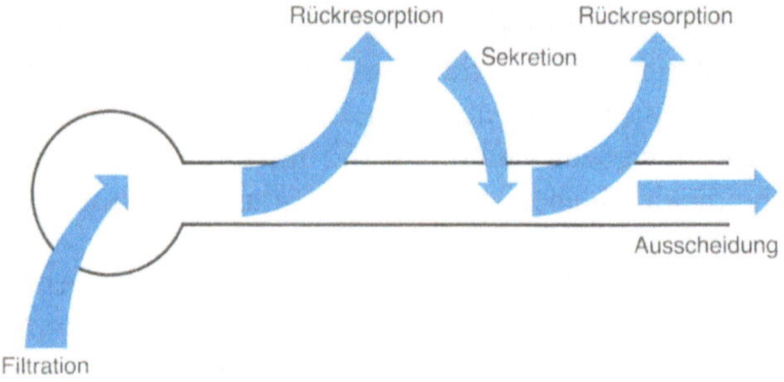

Hemmung der Harnsäuresekretion

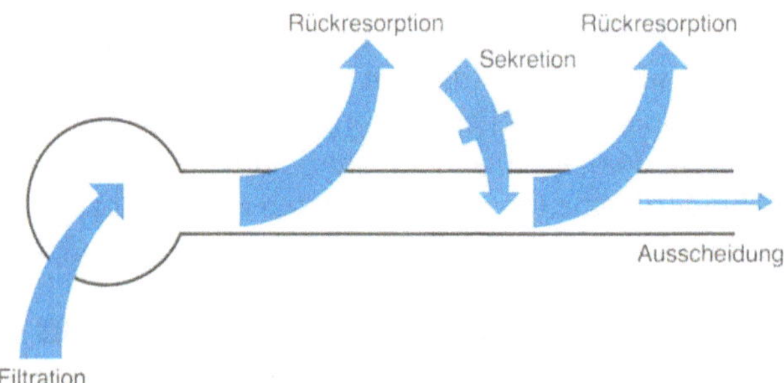

Wirkung der Urikosurika

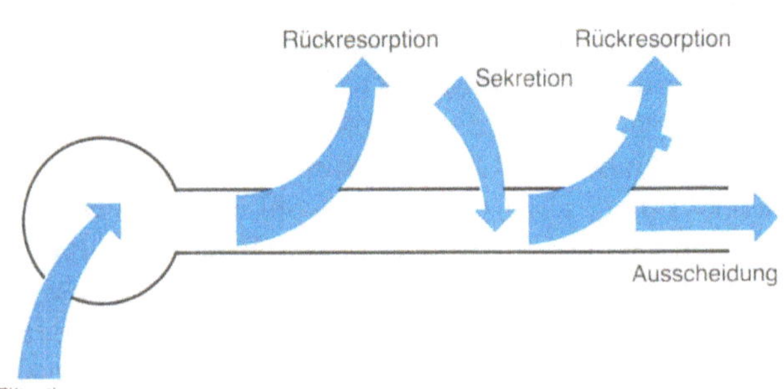

Abb. 29. Die Vier-Komponenten-Hypothese besagt, daß nach der tubulären Sekretion Harnsäure ein zweites Mal rückresorbiert wird. Die ausgeschiedene Harnsäuremenge ist deshalb kein Maß für die Sekretion wie nach der Drei-Komponenten-Hypothese, sondern stellt nur einen Bruchteil der sezernierten Menge dar

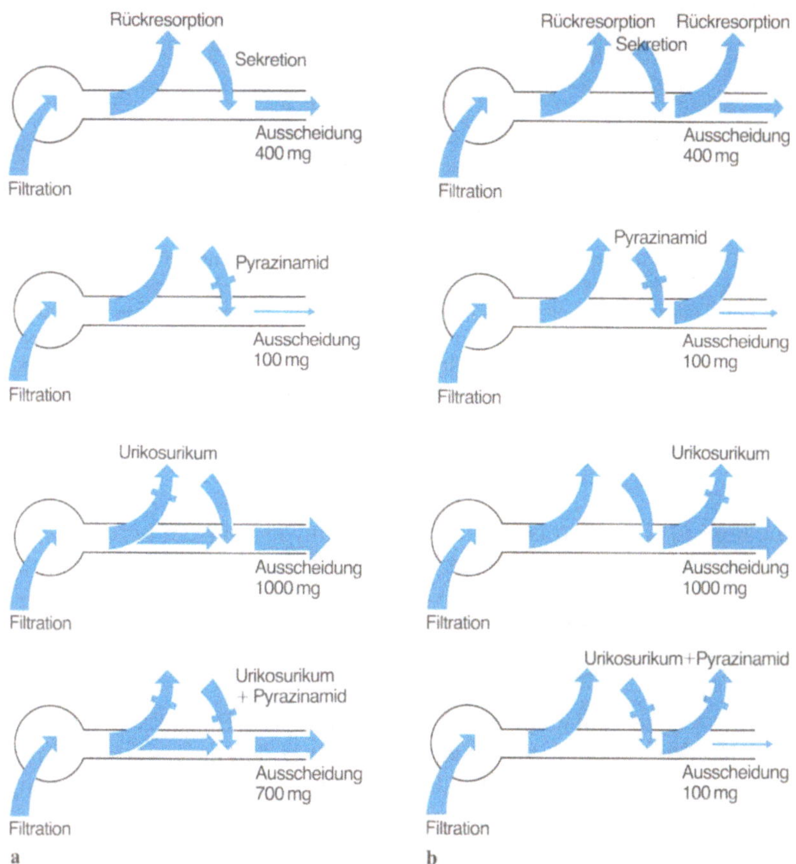

Abb. 30a u. b. Die Beeinflussung der renalen Harnsäureausscheidung durch Pyrazinamid und Urikosurika sowie durch kombinierte Gabe beider Medikamentenklassen. Nach der Drei-Komponenten-Hypothese **(a)** bleibt die Wirkung des Urikosurikums durch Pyrazinamid unbeeinflußt. Nach der Vier-Komponenten-Hypothese **(b)** führt die Kombination Pyrazinamid und Urikosurikum zum gleichen Ergebnis wie die Gabe von Pyrazinamid allein. Die Abb. b stellt die Verhältnisse beim Menschen dar. Außer auf Untersuchungen von Patienten mit isolierten tubulären Rückresorptionsdefekten für Harnsäure beruht die Vier-Komponenten-Hypothese vor allem auf dieser Versuchsanordnung

Höhe mit und/oder distal vom Ort der Sekretion nochmals eine Rückresorption stattfindet, daß also die renale Harnsäureausscheidung ein Vier-Komponenten-System darstellt (Abb. 29). Der direkte Nachweis der Existenz der verschiedenen Transportmechanismen ist beim Menschen nicht zu führen. Im Tierexperiment konnte jedoch gezeigt werden (GREGER et al., 1971), daß im distalen Teil des proximalen Tubulus

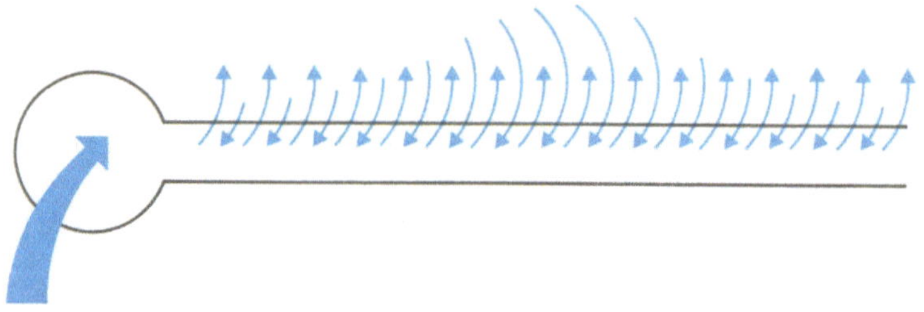

Abb. 31. Bidirektionaler tubulärer Harnsäuretransport. Beim Menschen liegt mit großer Wahrscheinlichkeit ebenso wie bei den bisher untersuchten Tierarten nicht eine Folge isolierter Transportmechanismen für Harnsäure im Verlauf des proximalen Tubulus, sondern ein bidirektionaler Transport vor. Die Wirkung von Sekretionshemmstoffen (Pyrazinamid), von Hemmern der Rückresorption (Urikosurika) sowie der Kombination beider Substanzklassen lassen sich hier durch eine unterschiedliche Größe der beiden Transportmechanismen im Verlauf des Tubulus und durch die renale Ausscheidung der Urikosurika (S. 75) erklären

eine höhere Harnsäurekonzentration bestand als nach der berechneten Filtration maximal zu erwarten war. Da die Ausscheidung wesentlich geringer als die filtrierte Menge war, mußte distal des Ortes der Sekretion Harnsäure resorbiert worden sein (Abb. 30). Der Ort der „postsekretorischen" Rückresorption konnte bis jetzt nicht eindeutig festgelegt werden.

Die Existenz sowohl einer prä- als auch einer postsekretorischen tubulären Resorption beim Menschen läßt sich aus den angeführten klinischen und pharmakologischen Untersuchungen ableiten. Erzeugt man beim Gesunden durch Zufuhr von Ribonukleinsäure eine experimentelle Hyperurikämie, so kann unabhängig von der Serumharnsäurekonzentration die renale Harnsäureausscheidung durch Pyrazinamid zu über 98% gehemmt werden. Die präsekretorische Rückresorption ist also unabhängig von der filtrierten Menge vollständig (JENKINS u. RIESELBACH, 1974).

Aus den oben geschilderten Untersuchungen könnte abgeleitet werden, daß beim Menschen die Harnsäure aus dem Nierentubulus an zwei Stellen, prä- und postsekretorisch, rückresorbiert wird, und daß von diesen beiden Transportsystemen nur das distale (postsekretorische) durch Urikosurika gehemmt werden kann.

Tierexperimentelle Untersuchungen haben dagegen gezeigt, daß sich tubuläre Sekretion und Rückresorption von Harnsäure nicht voneinander trennen lassen. Es liegt somit ein bidirektionaler Transport vor (Zusammenfassung bei LANG, 1977) (Abb. 31). Der tubuläre Harnsäuretransport bei verschiedenen Tierspezies ist dabei nicht grundlegend verschieden, die Unterschiede betreffen lediglich das Ausmaß der jeweiligen Beteiligung von Sekretion und Rückresorption (HATFIELD et

66

al., 1976). Einige Tierexperimente sprechen zwar dafür, daß Harnsäure noch in der Henleschen Schleife rückresorbiert wird (GREGER et al., 1974), also eine echte „postsekretorische" Rückresorption vorliegt. Beim Menschen ist deren Nachweis jedoch kaum zu führen.

4.2 Isolierte Störungen des tubulären Harnsäuretransports beim Menschen

Störungen des tubulären Harnsäuretransports können die Sekretion oder die Rückresorption betreffen. Bei isolierter Störung der Sekretion handelt es sich um eine vererbbare, sehr häufige Krankheit, die familiäre Hyperurikämie. Störungen der tubulären Rückresorption führen zu abnorm niedrigen Harnsäurekonzentrationen im Serum bei normaler oder gering vermehrter renaler Harnsäureausscheidung. Neben der isolierten angeborenen Störung der tubulären Rückresorption gibt es Hypourikämien als Symptom einer Grundkrankheit oder als Folge medikamentöser Therapie. Sowohl primäre als auch (nicht medikamentös bedingte) sekundäre Hypourikämien sind äußerst selten.

Hypourikämien als isolierte Störungen des Harnsäurestoffwechsels wurden erstmals zu Anfang der fünfziger Jahre beschrieben. Zwei Gruppen können unterschieden werden, nämlich Hypourikämien mit normaler oder vermehrter (PRAETORIUS u. KIRK, 1950) und solche mit verminderter renaler Harnsäureausscheidung (DENT u. PHILPOTT, 1954). Letztere beruhen auf einer verminderten Aktivität eines Enzyms des Purinabbaus, der Xanthinoxidase. Die Hypourikämie mit normaler oder vermehrter renaler Harnsäureausscheidung ist dagegen die Folge einer isolierten Störung des tubulären Harnsäuretransports (Tabelle 7).

Tabelle 7. Isolierte Störungen des tubulären Harnsäuretransports

	Harnsäureserumkonzentration	Renale Harnsäureausscheidung
Sekretionsdefekt = familiäre Hyperurikämie	erhöht (> 6,5 mg/100 ml)	normal
Rückresorptionsdefekt	vermindert (< 2 mg/100 ml)	normal oder gering erhöht
Differentialdiagnose: Xanthinurie	vermindert (< 2 mg/100 ml)	vermindert (< 100 mg/Tag)

Der von PRAETORIUS und KIRK (1950) beschriebene Patient wies eine um 46% über der filtrierten Menge liegende renale Harnsäureausscheidung, also eine „Nettosekretion" auf. Es wurden inzwischen weitere Patienten mit einer ähnlichen Ausscheidung beschrieben (KHACHADURIAN u. ARSLANIAN, 1973; SIMKIN et al., 1973). SIMKIN et al. führten bei ihrem Patienten pharmakologische Untersuchungen durch und konnten zeigen, daß bei Hemmung der tubulären Sekretion durch Pyrazinamid die Harnsäureausscheidung immer noch der filtrierten Menge entsprach. Es mußte also ein kompletter Defekt der tubulären Resorption vorliegen.

Andere Patienten mit Hypourikämie zeigten unter Pyrazinamid eine größere Restausscheidung als Gesunde, die jedoch geringer als die filtrierte Menge war. Unter Probenecid ließ sich die hohe renale Harnsäureclearance noch erheblich steigern. Die postsekretorische Rückresorption schien also weitgehend normal zu sein. Die Ergebnisse sprachen somit für eine isolierte Störung der präsekretorischen Resorption (GREENE et al., 1972; SPERLING et al., 1973; BENJAMIN et al., 1977).

SØRENSEN und LEVINSON (1980) beschrieben schließlich eine 26jährige Frau, die als gesunde Kontrollperson an pharmakologischen Untersuchungen teilgenommen hatte und eine Serumharnsäurekonzentration von 2,2 mg/100 ml unter Normalkost sowie eine abnorm starke Zunahme der renalen Harnsäureclearance unter oraler Purinzufuhr aufwies. Unter Normalkost und im steady state unter Zufuhr von 16 g Ribonukleinsäure/die ließ sich durch Pyrazinamid die renale Ausscheidung auf 2% des Kontrollwertes senken, d. h. die proximale tubuläre Rückresorption war nicht gestört. Wurde unter denselben Bedingungen ein Urikosurikum anstelle von Pyrazinamid verabreicht, so stieg die renale Harnsäureausscheidung nur geringfügig an. Bei gleicher Serumkonzentration steigerte die verwendete Dosis vom 80 mg Benzbromaron beim Gesunden die renale Harnsäureclearance um etwa 400% (LEVINSON u. SØRENSEN, 1980). Bei der Patientin stieg die Clearance dagegen nur von 35,5 auf 49,2 ml/min (39%). Setzt man voraus, daß die postsekretorische Rückresorption mit zunehmender Harnsäurekonzentration im Tubuluslumen linear ansteigt, so kann man aus den durchgeführten Untersuchungen schließen, daß bei dieser Patientin die postsekretorische Rückresorption auf ungefähr 10% des Normalwerts vermindert war. Die Differenz zwischen Sekretion (bestimmt als minimale Sekretion im Pyrazinamid-Suppressionstest) und renaler Ausscheidung kann ebenfalls als Maß für die postsekretorische Rückresorption herangezogen werden. Diese Berechnung ergibt bei der Patientin eine Verminderung der postsekretorischen Rückresorption auf ein Drittel.

Tabelle 8 faßt die Ergebnisse pharmakologischer Untersuchungen bei Resorptionsdefekten für Harnsäure zusammen.

Tabelle 8. Einteilung der Resorptionsdefekte aufgrund pharmakologischer Untersuchungen

Resorptionsdefekt	Renale Harnsäureausscheidung als Prozent der filtrierten Menge		
	Kontrolle	Pyrazinamid	Urikosurikum
komplett	> 100	100	= Kontrolle
„präsekretorisch"	> 10	> 10	>> Kontrolle
„postsekretorisch"	> 10	< 2	> Kontrolle
Normalbefund	5–10	< 2	> Kontrolle

4.3 Maßnahmen zur Verbesserung der renalen Harnsäureausscheidung

Neben den Urikosurika führen eine Reihe von Maßnahmen bzw. Substanzen (Medikamente, normale Nahrungsbestandteile, körpereigene Substanzen) zu einer Verbesserung der renalen Harnsäureausscheidung. Eine Senkung des Harnsäureserumspiegels zu therapeutischen Zwecken ist dadurch nicht in ausreichendem Maße möglich. Es können jedoch einzelne dieser Maßnahmen und Substanzen zur Unterstützung der medikamentösen Behandlung der Hyperurikämie herangezogen werden.

Grundsätzlich kann eine Verbesserung der renalen Harnsäureausscheidung durch eine Erhöhung der glomerulären Filtrationsrate, durch Hemmung der tubulären Rückresorption oder durch Steigerung der Sekretionsrate zustande kommen (Tabelle 9).

Tabelle 9. Möglichkeiten zur Verbesserung der renalen Harnsäureausscheidung

Erhöhte glomeruläre Filtration	Freisetzung aus Plasmaeiweißbindung, erhöhte Filtrationsrate (Medikamente, endogene Metabolite)
Erhöhte tubuläre Sekretion	Erhöhte Plasmaharnsäure durch vermehrte Produktion aus endogenen oder exogenen Purinquellen
Hemmung der tubulären Rückresorption	Urikosurika Wasserdiurese Nahrungseiweiß vergrößertes Extrazellulärvolumen

4.3.1 Steigerung der glomerulären Filtrationen

Die glomeruläre Filtration der Harnsäure kann gesteigert sein durch
ein erhöhtes Harnsäureangebot im Glomerulum oder eine erhöhte glomeruläre Filtrationsrate. Im ersten Fall sind bei gesteigerter Harnsäurefiltration Inulin- und Kreatininclearance unverändert, im zweiten
Fall sind sie erhöht.
Ein erhöhtes Harnsäureangebot im Glomerulum ist vorhanden, wenn
ein erhöhter Harnsäureplasmaspiegel vorliegt oder die Harnsäure aus
ihrer Plasmaproteinbindung verdrängt wird. WHITEHOUSE et al. (1973)
beobachteten, daß in vitro die meisten Urikosurika und einige andere
Medikamente die Harnsäure aus ihrer Plasmaproteinbindung verdrängen (Probenecid, Salizylate, Sulfinpyrazon, Phenylbutazon, Indometacin, Warfarin, Thiopurinol). Einige endogene Metabolite hatten die
gleiche Wirkung (freie Fettsäuren, freies Bilirubin und Bilirubinkonju-
gate). Diese Untersuchungen wurden allerdings bei $+4°\,C$ durchgeführt und können deshalb nicht als Beweis für eine Plasmaproteinbindung der Harnsäure angeführt werden.
Eine vermehrte Eiweißzufuhr mit der Nahrung führt einerseits beim
Tier zu einer Steigerung der glomerulären Filtrationsrate (SCHMIDT-
NIELSEN, 1958; O'CONNOR u. SUMMERILL, 1976), andererseits beim
Menschen zu einer erhöhten renalen Harnsäureausscheidung bei
gleichzeitigem Abfall der Serumharnsäurekonzentration (Löffler et al.,
1980). Es erscheint deshalb möglich, daß eine erhöhte glomeruläre
Filtrationsrate die renale Harnsäureausscheidung verbessert.
Bei den genannten Untersuchungen bestanden – ausnahmslos – Bedingungen, die außer der glomerulären Filtrationsrate auch den tubulären
Transport beeinflussen. Die glomerulär filtrierte Harnsäuremenge
kann andererseits bis zum Vierfachen der Norm ansteigen, ohne daß
die vollständige („präsekretorische") tubuläre Rückresorption vermindert wird (SØRENSEN u. LEVINSON, 1980). Es kann deshalb aus den
gegenwärtig bekannten Daten nicht abgeleitet werden, daß eine erhöhte glomeruläre Filtrationsrate per se zu einer verbesserten renalen
Harnsäureausscheidung führt.

4.3.2 Verbesserung der tubulären Harnsäuresekretion

Eine Steigerung der tubulären Harnsäuresekretion ist bisher nur für
die Hyperurikämie infolge eines erhöhten Harnsäureangebots zweifelsfrei nachgewiesen.
Yü et al. (1970) leiteten aus Untersuchungen mit Hilfe des Pyrazin-
amid-Suppressionstests ab, daß Röntgenkontrastmittel, das Urikosuri-

70

kum Benzbromaron und Glyzin zu einer Steigerung der tubulären Harnsäuresekretion führen. Diese Ergebnisse wurden nicht bestätigt.

4.3.3 Hemmung der tubulären Harnsäurerückresorption

Die Hemmung der tubulären Harnsäurerückresorption durch Urikosurika ist die einzige Möglichkeit einer therapeutisch nutzbaren medikamentösen Verbesserung der renalen Harnsäureausscheidung. Das Urikosurikum Probenecid war das erste Medikament überhaupt, das eine harnsäuresenkende Dauertherapie erlaubte (GUTMAN u. YÜ, 1951). Das verwandte Longacid wurde von BUCHBORN und WENK 1954 in Deutschland eingeführt.

Außer durch Medikamente kann durch eine Wasserdiurese die tubuläre Harnsäurerückresorption beeinflußt werden. Mit zunehmendem Harnvolumen steigt die renale Harnsäureausscheidung aufgrund einer verminderten Rückresorption an. Oberhalb des Grenzwertes von etwa 1 ml/min (ungefähr 1,5 l/die) läßt sich die Harnsäureausscheidung nicht weiter steigern (BROCHNER-MORTENSEN, 1937; SALA et al., 1956). LANG et al. (1980) fanden allerdings bei Steigerung des Harnflusses durch Wasserdiurese keine Änderung der Harnsäuretagesclearance. Es ist also denkbar, daß die Dauerdiurese keinen Vorteil in der Gichtbehandlung bietet, sondern lediglich die Löslichkeit der Harnsäure in den Harnwegen verbessert.

Die urikosurische Wirkung der Wasserdiurese im akuten Versuch ist wahrscheinlich eine Folge der erhöhten Stromstärke im Lumen des proximalen Tubulus. Dies konnte in Mikroperfusionsuntersuchungen im Tierexperiment gezeigt werden (LANG, 1977).

4.3.4 Der Einfluß von Blut- und Harn-pH

Die Harnsäure liegt im Blut bei pH 7,4 zu 99% in Form von Natriumurat vor (ZÖLLNER, 1957). Bei einem pKa der Harnsäure von 5,75 sind Natriumurat und Harnsäure im Urin dagegen zu etwa gleichen Teilen vorhanden. Durch geringfügige Änderungen des Harn-pH kommen deshalb große Änderungen der physikochemischen Eigenschaften der auszuscheidenden Harnsäure zustande.

Bisher ist nicht geklärt, ob eine Änderung des Urin-pH per se einen Einfluß auf die renale Harnsäureausscheidung hat. LANG (1977) beobachtete bei Mikroperfusionsuntersuchungen an Tubuli der Rattenniere keine Änderung der luminalen Harnsäurekonzentration, wenn der pH der Perfusionslösungen von 5,8 auf 6,8 angehoben wurde. Zwar führen metabolische und respiratorische Azidose zur Hyperurikämie infolge einer verminderten renalen Harnsäureclearance (SCOTT, 1966; ISO-MAEKI u. KRENS, 1968), und eine metabolische Alkalose wirkt leicht urikosurisch (GUTMAN et al., 1956). Die Hyperurikämie infolge einer Azidose ist jedoch mit einer kompetitiven Hemmung der tubulären Harnsäuresekretion durch saure Stoffwechselprodukte erklärbar. Im zweiten Fall läßt sich die Urikosurie ebenfalls als sekundärer Prozeß erklären.

5 Urikosurika

W. Löffler

Das Ziel der Behandlung der chronischen Hyperurikämie ist die dauerhafte Senkung der Serumharnsäurekonzentration auf Werte um 5 mg/100 ml. Diätetische Maßnahmen stellen die Basistherapie dar, die durch Medikamente ergänzt wird. Zur medikamentösen Therapie stehen zwei Substanzklassen zur Verfügung, die entweder die Harnsäurebildung hemmen oder die renale Harnsäureausscheidung verbessern (Urikosurika).

5.1 Allgemeine Eigenschaften der Urikosurika

Urikosurika sind eine Gruppe chemisch unterschiedlicher Substanzen, denen die Hemmung der tubulären Harnsäurerückresorption gemeinsam ist. Durch diese Hemmung kommt es zu einer Senkung des Serum-

Tabelle 10. Stoffgruppen mit urikosurischer Wirkung. Literatur bei GRÖBNER und ZÖLLNER (1976), wo nicht anders angegeben

a) Benzoesäurederivate:
Salicylsäure, Acetylsalicylsäure, Natriumsalicylat;
Carinamid, Probenecid
(Strukturformel S. 87),
Longacid

Tabelle 10 (Fortsetzung)

b) Pyrazolidinderivate: Phenylbutazon und Analoge (Ketophenylbutazon, G-25671, Sulfinpyrazon [Strukturformel S. 91)

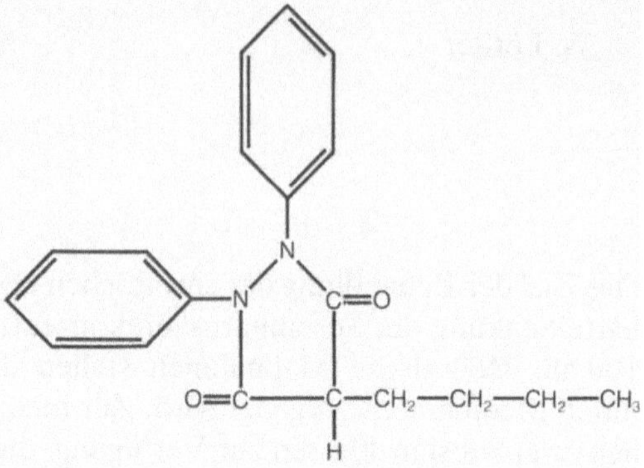

Phenylbutazon

c) Benzofuran-, Phenylindandion-, Cumarinderivate: Benzaron, Benziodaron, Benzbromaron (Strukturformel S. 94); 2-Phenylindandion, Bromindion, 2-Phenyl-5-brom-indandion; Äthylbiscumazetat, Bishydroxycumarin; Acenocumarol, Phenprocumarol

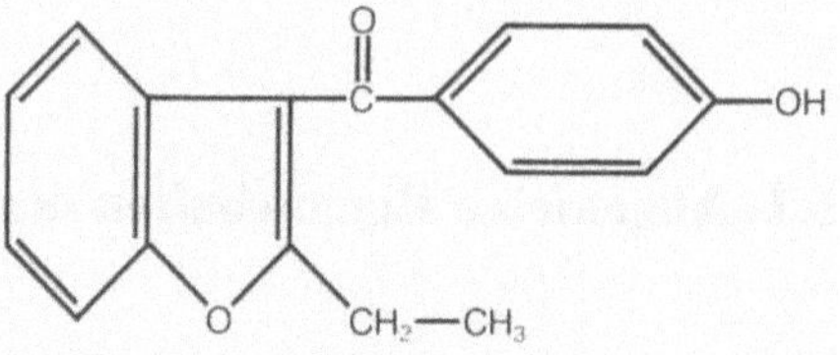

Benzaron

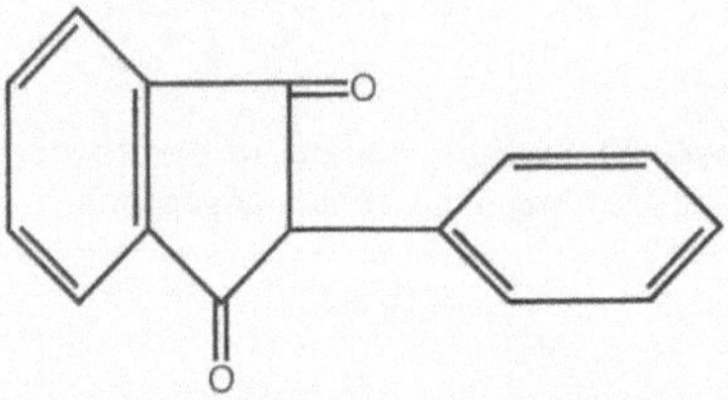

2-Phenylindandion (1,3)

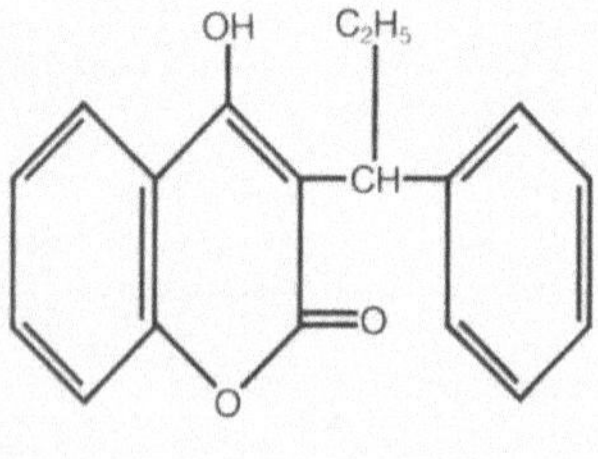

Phenprocumarol

d) Basische Urikosurika:
   Zoxazolamin, Glycopyrolat

Zoxazolamin

e) Verbindungen unterschiedlicher Struktur: Phenylchinolincarbonsäure, Niridazol, Clofibrat, Carprofen (Yü u. PEREL, 1980); MK-185, Röntgenkontrastmittel, Ascorbinsäure (STEIN et al., 1976) und viele andere.

Clofibrat

harnsäurespiegels und in der Folge zur Ausschwemmung von Harnsäuredepots und Rückbildung von Gichttophi.

Die Urikosurika lassen sich zu den in Tabelle 10 genannten Stoffgruppen zusammenfassen. Einige Substanzen wirken außerdem urikosurisch durch unspezifische Toxizität im proximalen Tubulus (Chlorprothixen – HEALEY et al., 1965; WEINSHILBOUM et al., 1975. „Verfallene" Tetrazykline – FULOP u. DRABKIN, 1965).

5.1.1 Renale Ausscheidung und Wirkungsmechanismus der Urikosurika

Urikosurika sind wie viele andere Medikamente zu einem hohen Prozentsatz an Serumalbumin gebunden (KOCH-WESER u. SELLARS, 1976), sie werden deshalb nur zu einem relativ kleinen Teil glomerulär filtriert. Der überwiegende Teil gelangt durch tubuläre Sekretion in den Harn. Die Sekretion der Urikosurika erfolgt im proximalen Tubulus über das sekretorische System für schwache organische Säuren (WEINER, 1973). Viele dieser Medikamente konkurrieren infolgedessen miteinander und mit Paraaminohippursäure (PAH) um die Ausscheidung (WEINER et al., 1960, 1964; PEREL et al., 1969).

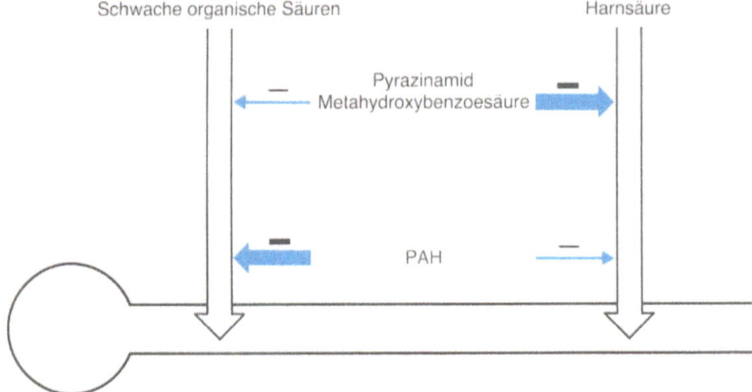

Abb. 32. Sekretion schwacher organischer Säuren im Nierentubulus.
Die Annahme, daß mindestens zwei sekretorische Mechanismen vorhanden sind, beruht
auf der Beobachtung, daß Paraaminohippursäure (PAH) die Harnsäuresekretion nur
geringfügig, die anderer organischer Säuren jedoch sehr stark hemmt. Umgekehrt wird
die Harnsäuresekretion durch Pyrazinamid und Metahydroxybenzoesäure fast vollständig gehemmt, diese Substanzen beeinflussen jedoch die Sekretion anderer schwacher
organischer Säuren kaum

Die meisten Urikosurika müssen im Tubulus sezerniert werden, um
ihre urikosurische Wirkung entfalten zu können (Yü et al., 1963;
Dantzler, 1973). Harnsäure wird beim Menschen wahrscheinlich
über ein anderes tubuläres System sezerniert als PAH und die Urikosurika (Fannelli et al., 1971a; Boner u. Steele, 1973). Es konnte
gezeigt werden, daß die gleichzeitige Gabe von PAH die urikosurische
Wirkung der Medikamente hemmt, ohne die Harnsäuresekretion direkt zu beeinflussen (Fanelli et al., 1973; Meisel u. Diamond, 1977).
Die Hypothese, daß beim Menschen mindestens zwei sekretorische
Mechanismen für organische Säuren vorhanden sind, beruht auf der
unterschiedlichen Wirkung von Paraaminohippursäure und Pyrazinamid auf die renale Ausscheidung von Harnsäure und anderen organischen Säuren (Abb. 32).
Diese Untersuchungen sprechen für die Hypothese Gutmans (1966),
daß die verbesserte Harnsäureausscheidung durch die Wechselwirkung
der Urikosurika mit einem Harnsäure-Carrier an der lumenseitigen
Membran der Tubuluszellen zustande kommt. Eine indirekte Bestätigung für diese Hypothese ist die Wirkung der Harnalkalisierung. Sie
geht mit vermehrter tubulärer Sekretion einiger Urikosurika einher, im
gleichen Maße nimmt die urikosurische Wirkung zu (Yü u. Gutman,
1959). Bei Phenylbutazon- und Probenecidanalogen besteht eine Kor-
relation zwischen urikosurischer Wirksamkeit und der im Urin ausge-

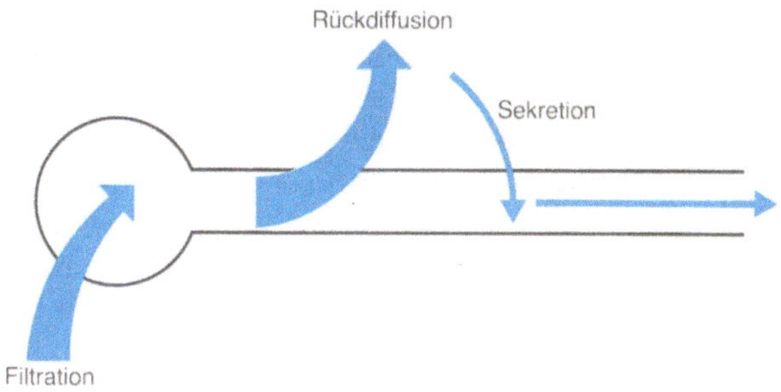

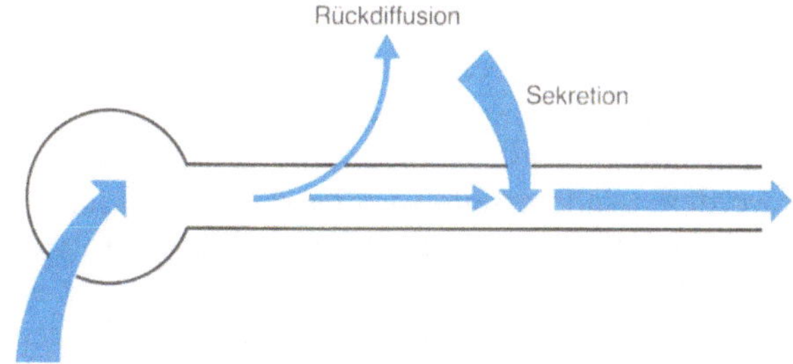

Abb. 33. Die renale Ausscheidung schwach sauerer Urikosurika wird durch Stromstärke und pH im Tubuluslumen beeinflußt. Die Filtrationsrate ist bei hoher Plasmaproteinbindung gering, sie ist vom Harn-pH unabhängig. *Oben:* Bei saurem pH liegen die sauren Urikosurika in undissoziierter Form vor, ihre Rückdiffusion ist hoch. Sie wird durch eine geringe Stromstärke im Lumen noch verbessert. Bei saurem Urin-pH ist außerdem die Sekretion gering. Die Folge ist eine geringe renale Ausscheidung und damit eine geringe Wirksamkeit. *Unten:* Durch Erhöhung des Urin-pH und der tubulären Stromstärke wird die renale Ausscheidung der Substanz verbessert, d. h., die urikosurische Wirkung ist gut

schiedenen Menge der Medikamente (GUTMAN et al., 1960; BLANCHARD et al., 1972).

In mehreren der genannten Untersuchungen war die renale Ausscheidung des Medikaments ein besseres Maß für die urikosurische Wirksamkeit als die Plasmakonzentration.

Im Gegensatz zur Harnsäure werden Urikosurika beim Menschen vermutlich nicht aktiv rückresorbiert. Es besteht jedoch eine passive, nicht-ionische Rückdiffusion aus dem Tubuluslumen (WEINER et al., 1964). Da es sich bei den meisten Urikosurika um schwache Säuren handelt, ist nicht nur die tubuläre Sekretion, sondern auch die passive Rückdiffusion pH-abhängig.

Die renale Clearance dieser Urikosurika ist bei saurem Harn-pH infolge der hohen Rückdiffusion der freien Säure niedrig. Alkalisierung des Harns führt zu einer vermehrten renalen Ausscheidung infolge verbesserter tubulärer Sekretion und gleichzeitig verminderter Rückdiffusion, die urikosurische Wirkung ist erhöht (GUTMAN et al., 1955; WEINER et al., 1964). Die passive Rückdiffusion ist auch von der Stromstärke im Tubuluslumen und der Lipidlöslichkeit der Substanzen abhängig. Schlecht lipidlösliche Urikosurika diffundieren langsamer aus dem Tubuslumen und sind deshalb besser wirksam. Durch ein großes Urinvolumen kann ihre urikosurische Wirkung weiter gesteigert werden (Abb. 33).

In vitro ist eine Verdrängung der Harnsäure aus ihrer Plasmaproteinbindung durch Urikosurika nachweisbar (siehe oben). Die daraus abgeleitete erhöhte glomeruläre Harnsäurefiltration spielt jedoch bei der therapeutischen Anwendung von Urikosurika keine Rolle. Nimmt man eine (sehr hohe) Plasmaproteinbindung der Harnsäure von 10% an, so kann die glomeruläre Filtration bei vollständiger Freisetzung höchstens um 10% gesteigert werden. Andererseits ist aber die „präsekretorische" tubuläre Rückresorption auch noch bei vierfacher glomerulärer Filtration nahezu vollständig (SØRENSEN u. LEVINSON, 1980). Es ist deshalb nicht möglich, die renale Harnsäureausscheidung durch Freisetzung aus ihrer Plasmaproteinbindung um mehr als 1% zu steigern. Hinzu kommt, daß diese geringe Steigerung nur zu Beginn einer medikamentösen urikosurischen Therapie möglich, nach Erreichen des neuen steady state aber nicht mehr vorhanden ist.

Die Ergebnisse klinisch-pharmakologischer Untersuchungen (Pyrazinamid-Suppressionstest) scheinen dafür zu sprechen, daß Urikosurika die „postsekretorische" Rückresorption hemmen, während die „präsekretorische" unbeeinflußt bleibt. Diese Unterscheidung kann aufgrund von tierexperimentellen Ergebnissen nicht aufrechterhalten werden. Da PAH, mit dem viele Urikosurika um die tubuläre Sekretion konkurrieren, im distalen Teil des proximalen Tubulus sezerniert wird, ist es wahrscheinlich, daß die intraluminale Konzentration der Urikosurika in den proximalen Teilen des Tubulus zu einer Hemmung der Rückresorption nicht ausreicht. Erst durch die zusätzliche Sekretion ins Lumen kommen wirksame Konzentrationen zustande. Es handelt sich somit wahrscheinlich nicht um unterschiedlich beeinflußbare Mechanismen, sondern lediglich um eine Konzentrationsabhängigkeit (STEELE u. RIESELBACH, 1975).

Die bisherige Darstellung bezieht sich auf Urikosurika, die chemisch schwache Säuren sind. Eines der am besten und selektiv wirksamen

Urikosurika, Zoxazolamin (Burns et al., 1958), ist jedoch eine schwache Base. Dieses Medikament wird vermutlich nicht über das durch PAH hemmbare Transportsystem für schwache organische Säuren sezerniert. Der Wirkungsmechanismus ist unbekannt, es konnten auch keine schwach sauren Metabolite mit urikosurischer Wirkung nachgewiesen werden, allerdings wurden bisher nicht alle Metabolite identifiziert (Diamond, 1978). Glycopyrrolat, ein Anticholinergicum, ist ebenfalls eine schwache Base mit urikosurischer Wirkung (Postlethwaite et al., 1974), deren Wirkungsmechanismus nicht bekannt ist.

Der molekulare Mechanismus der urikosurischen Wirkung ist ebenso wie der des tubulären Harnsäuretransports weitgehend unbekannt. Da Vitamin-K-Antagonisten vom Phenylindandion- und Dicoumaroltyp urikosurisch wirken, kann man vermuten, daß, zumindest bei der Harnsäurerückresorption, Vitamin-K-abhängige Transportvorgänge eine Rolle spielen (Zöllner u. Gröbner, 1969). Für diese Vermutung spricht auch die erhöhte Harnsäureclearance beim Vitamin-K-Mangel des Verschlußikterus (Pasero u. Masini, 1958).

5.1.2 Paradoxe Harnsäureretention durch Urikosurika

Unter paradoxer Harnsäureretention versteht man die Eigenschaft einiger Urikosurika, die renale Harnsäureausscheidung in niedriger Dosierung zu hemmen und in hoher Dosierung zu verbessern, während mittlere Dosen die Harnsäureausscheidung unbeeinflußt lassen. Da Harnsäure mit anderen organischen Säuren über einen gemeinsamen Transportmechanismus ins Tubuluslumen sezerniert wird (Weiner u. Mudge, 1964), nahm man an, daß bei niedriger Dosierung zunächst die Hemmung der Harnsäuresekretion stärker ist als die Hemmung der Rückresorption. Bei Steigerung der Dosis sollte die Hemmung der Rückresorption eine zunehmend größere Rolle spielen, sodaß als Summe der Effekte eine vermehrte renale Harnsäureausscheidung resultiert. Möglicherweise beruht aber auch die paradoxe Harnsäureretention auf der Tatsache, daß zwei oder mehr Sekretionsmechanismen durch verschiedene Substanzen unterschiedlich gehemmt werden.

Eine paradoxe Harnsäureretention wurde von Yü und Gutman (1955) für Natriumsalicylat, Probenecid und Phenylbutazon nachgewiesen. Sulfinpyrazon, Benzbromaron und Zoxazolamin führten auch in niedriger Dosierung nicht zur Harnsäureretention.

Tabelle 11. Additive und antagonistische Wirkungen von Urikosurika (Aus Gröbner u. Zöllner, 1976)

Versuchs-person	Arzneimittel	Dosis g/die	Harnsäureausscheidung im Urin (mg/24 h)	
			Nach Gabe des einzelnen Urikosurikums	Nach kombinierter Gabe
1	Probenecid	3.0	576	
	Zoxazolamin	0.75	729	897
2	Probenecid	3.0	673	
	Na-Salizylat	6.0	909	114
3	Na-Salizylat	6.0	281	
	Sulfinpyrazon	0.6	527	30
4	Zoxazolamin	1.5	1195	
	Na-Salizylat	4.8	632	740

5.1.3 Additive und antagonistische Wirkungen von Urikosurika

Urikosurika können sich sowohl gegenseitig in ihrer urikosurischen Wirkung beeinflussen als auch den Stoffwechsel anderer Medikamente verändern. Werden Urikosurika kombiniert verabreicht, so können additive oder antagonistische Effekte beobachtet werden.

Bei gleichzeitiger Gabe von Zoxazolamin und urikosurischen Dosen von Probenecid werden die urikosurischen Einzelwirkungen übertroffen. Bei Kombination von Natriumsalizylat mit Probenecid, Sulfinpyrazon oder Zoxazolamin ist die renale Harnsäureausscheidung im Vergleich zur Monotherapie stark vermindert (vgl. Tabelle 11).

Möglicherweise handelt es sich bei diesen additiven und antagonistischen Wirkungen nicht um eine direkte gegenseitige Beeinflussung, sondern um Wirkungen, die von Metaboliten ausgeübt werden. Salicylate z. B. werden zu mehr als 80% in Form von Konjugaten ausgeschieden (Schacter und Manis, 1958). Die meisten Metabolite von Urikosurika sind nicht ausreichend untersucht, sodaß die genannten Wirkungen derzeit bestimmten Mechanismen nicht zugeordnet werden können.

Interaktionen zwischen Urikosurika und anderen Arzneimitteln werden bei den einzelnen Urikosurika besprochen.

Tabelle 12. Umverteilung der Harnsäureausscheidung unter urikosurischer Behandlung. Ergebnisse von Untersuchungen mittels Isotopenverdünnungstechnik bei Normalpersonen

Zitat (urikosurisch wirksame Maßnahme)	Renale Harnsäureausscheidung in % des Umsatzes	
	Kontrolle	urikosurische Wirkung
BISHOP et al., 1951 (Probenecid)	71,5	89,6
WYNGAARDEN, 1955 (Phenylbutazon)	82	93
	80	93
BÖWERING et al., 1969) (Nahrungsproteine)	46	88
	56	78
	78	86

5.1.4 Harnsäurestoffwechsel unter urikosurischer Therapie

Die Behandlung mit Urikosurika führt zu einer Senkung des Serumharnsäurespiegels, also einer Verkleinerung des Harnsäurepools infolge einer Erhöhung der renalen Harnsäureclearance. Die enterale Harnsäureclearance bleibt vermutlich unbeeinflußt. Als Folge jeder selektiven Verbesserung der renalen Harnsäureausscheidung kommt es zu einer Umverteilung der Harnsäureausscheidung, d. h., bei unveränderter Harnsäuresynthese wird mehr Harnsäure über die Nieren und weniger über den Darm ausgeschieden.

Für Probenecid, Phenylbutazon sowie Nahrungsproteine, die ebenfalls urikosurische Wirkung haben, wurde diese Umverteilung der Harnsäureausscheidung mit Hilfe einer Isotopenverdünnungsmethode (vgl. Hyperurikämie u. Gicht 1, Kapitel 3) nachgewiesen (Tabelle 12). Legt man eine tägliche Harnsäuresynthese von 750 mg sowie eine renale Harnsäureausscheidung von $^2/_3$ und eine enterale von $^1/_3$ zugrunde, so führt die Senkung des Serumharnsäurespiegels von 8 auf 5 mg/100 ml mit Hilfe eines Urikosurikums zu einer renalen Mehrausscheidung von fast 100 mg Harnsäure pro Tag.

Die Harnsäureausscheidung steigt bei Einleitung einer urikosurischen Therapie zunächst an. Danach folgt ein Abfall und Einpendeln eines neuen steady state der renalen Ausscheidung. Im neuen Stoffwechselgleichgewicht ist die renale Harnsäureausscheidung höher als vor Medikamentengabe (Abb. 34). Ist dieses höhere Niveau unter kontrollierten Bedingungen nicht nachweisbar, so müssen weitere Mechanismen beteiligt sein (Hemmung der Purinsynthese, Änderungen des intestinalen Purintransports).

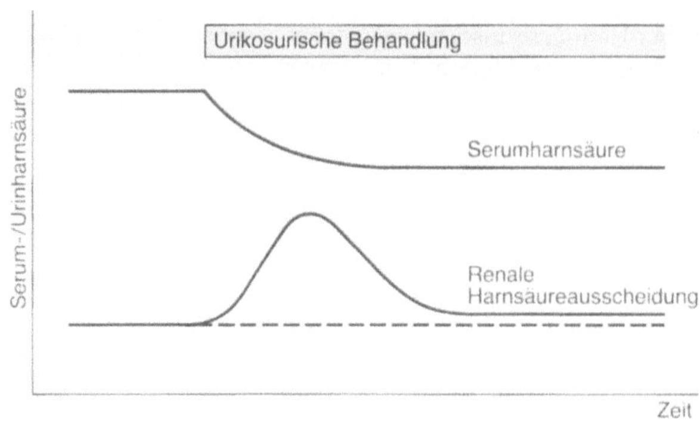

Abb. 34. Bei Einleitung einer urikosurischen Behandlung kommt es zunächst zum Anstieg der renalen Harnsäureausscheidung, anschließend zur Einstellung eines neuen Gleichgewichts auf höherem Niveau. Die Serumharnsäure sinkt anfangs rasch, dann langsamer ab bis zur neuen Gleichgewichtskonzentration

Bei Gichtpatienten ist die renale Harnsäureausscheidung während der ersten Monate unter urikosurischer Therapie zusätzlich vermehrt durch Mobilisation der in den Tophi abgelagerten Harnsäure. Bei Normalpersonen können Mehrausscheidungen auftreten, die durch die Verkleinerung des Harnsäurepools nicht zu erklären sind. BISHOP et al. (1951) fanden während einer Abnahme des Harnsäurepools um 498 mg unter Probenecid eine Mehrausscheidung von 2705 mg. WYNGAARDEN (1955) beobachtete unter Phenylbutazon eine Mehrausscheidung von 1630 mg, während die Poolgröße um 556 mg abnahm. ZÖLLNER et al. (1970a) errechneten unter Benzbromaron eine durchschnittliche Differenz zwischen Poolverkleinerung und Mehrausscheidung von 186 mg. Nur im letzten Fall ist die Mehrausscheidung durch die beschriebene Umverteilung der Harnsäureausscheidung ausreichend erklärt.

Für Benzbromaron wurden neben der urikosurischen Wirkung einige weitere Mechanismen beschrieben, die theoretisch zur Senkung der Serumharnsäure beitragen könnten. Diese spielen in vivo jedoch keine Rolle (s. S. 95).

5.2 Die Behandlung der Hyperurikämie mit Urikosurika

Probenecid (GUTMAN, 1950) war das erste gut wirksame und gleichzeitig – gemessen an früher angewandten wie z. B. Salizylate – relativ nebenwirkungsarme Medikament, das eine jahrzehntelange harnsäuresenkende Therapie ermöglichte. In der Folge zeigte jedoch die breite klinische Anwendung, daß Kontraindikationen im Falle der Urikosurika nicht nur durch Nebenwirkungen der Medikamente, sondern auch durch ihren Wirkungsmechanismus gegeben sind.

5.2.1 Indikationen und Kontraindikationen zur urikosurischen Therapie

Sowohl primäre als auch sekundäre Hyperurikämien können durch eine gesteigerte Harnsäuresynthese oder eine verminderte Harnsäureausscheidung zustande kommen. Eine gesteigerte endogene Synthese als Ursache einer primären (familiären) Hyperurikämie ist eine Rarität, die Häufigkeit liegt unter 1%. In allen übrigen Fällen von familiärer Hyperurikämie liegt ein tubulärer Sekretionsdefekt zugrunde.
Eine vermehrte Harnsäuresynthese ist unter den sekundären Hyperurikämien häufiger (z. B. Hämoblastosen, zytostatische und Bestrahlungstherapien von Tumoren, Glykogenspeicherkrankheit Typ I). Die Mehrzahl der sekundären Hyperurikämien ist jedoch ebenfalls durch eine Störung der tubulären Harnsäuresekretion oder bei chronischem Gebrauch von Diuretika durch gesteigerte tubuläre Rückresorption bedingt.
Nun hemmen die Urikosurika die tubuläre Rückresorption, während eine möglicherweise zusätzlich vorhandene Hemmung der Sekretion bei therapeutischer Anwendung nicht ins Gewicht fällt. Dies bedeutet, daß lediglich im Falle der durch Diuretika induzierten Hyperurikämie die zugrunde liegende Störung durch Urikosurika behoben werden kann. Bei Hyperurikämie infolge gestörter tubulärer Sekretion der Harnsäure, und damit in der überwiegenden Mehrzahl aller Fälle, wird durch Urikosurika nicht der Defekt behoben, sondern durch Blockierung eines zweiten Transportmechanismus ausgeglichen.
Urikosurische Therapie kann somit nicht als ideales Behandlungsprinzip betrachtet werden (GUTMAN u. YÜ, 1957a). Es gibt deshalb auch keine absoluten Indikationen zur urikosurischen Therapie.
Urikosurika können in allen Fällen von Hyperurikämie und Gicht angewandt werden, die nicht durch Nierenschäden kompliziert sind. Unabhängig davon, ob es sich um eine Gichtniere, eine sekundäre Hyperurikämie infolge Nierenkrankheiten oder eine Nephrolithiasis bei Hyperurikämie handelt, ist bei jeder Art von Nierenschädigung der Xanthinoxidasehemmer Allopurinol zur Senkung der Serumharnsäurekonzentration vorzuziehen.
Bei Störung der tubulären Harnsäuresekretion werden bei erhöhtem Serumspiegel normale Harnsäuremengen ausgeschieden. Bei Hyper-

urikämie infolge vermehrter Harnsäurebildung ist die renal ausgeschiedene Harnsäuremenge erhöht, was zur Ausfällung von Harnsäure im Tubuluslumen und in Extremfällen zur Anurie führen kann. Da Urikosurika die renale Harnsäureausscheidung zusätzlich erhöhen würden, sind sie bei vermehrter Harnsäurebildung, abgesehen von Ausnahmen, nicht indiziert.

Bei sekundärer Hyperurikämie infolge Niereninsuffizienz fürchtet man einerseits eine zusätzliche Schädigung der Nieren bei Gabe von Urikosurika durch Harnsäureausfällung im Tubulus, gleichzeitig sind aber auch glomeruläre Filtration und tubuläre Sekretion der Urikosurika vermindert. Die Wirkung der Urikosurika nimmt deshalb mit fortschreitender Niereninsuffizienz ab, im Endstadium sind sie so gut wie wirkungslos (MERTZ, 1969; YÜ, 1974).

Alkoholzufuhr vermindert möglicherweise die Wirksamkeit von Urikosurika. Die beim Alkoholabbau entstehenden Laktatkonzentrationen konkurrieren mit anderen organischen Säuren um die tubuläre Sekretion und können dadurch die Wirkung von Urikosurika hemmen (DIAMOND, 1978). In Fällen von chronischem Alkoholismus ist deshalb durch Anwendung von Allopurinol eine zuverlässigere Senkung der Serumharnsäure zu erreichen, wenn man die Erhöhung der Dosis des Urikosurikums vermeiden will.

5.2.2 Komplikationen urikosurischer Therapie und ihre Prophylaxe

5.2.2.1 Gichtanfälle

Jede ausgeprägte Schwankung des Serumharnsäurespiegels nach oben und unten (Schlemmermahlzeiten, Alkoholexzesse, Einleitung einer harnsäuresenkenden Therapie) kann einen Gichtanfall auslösen. Auch zu Beginn einer Behandlung mit Urikosurika können deshalb Gichtanfälle gehäuft auftreten. Man führt diese auf eine vermehrte Mobilisation von Harnsäure aus Ablagerungen zurück.

Gichtanfälle zu Beginn der harnsäuresenkenden Therapie können durch prophylaktische Gaben kleiner Kolchizindosen verhindert oder zumindest gelindert werden (TALBOTT, 1957). Waren die Anfälle vor Behandlung leicht, so reichen 0,5 mg Kolchizin/die, bei schweren Attacken sind 1,5 mg/die erforderlich (TALBOTT, 1957). GUTMAN (1965) beobachtete unter 734 Patienten mit Hyperurikämie vor Behandlung in 80 Prozent Gichtanfälle. Unter Kolchizinprophylaxe waren von 260 Patienten, die durchschnittlich 6,4 Jahre beobachtet wurden, 75% anfallsfrei oder hatten nur noch unter sehr milde verlaufenden Anfällen zu leiden.

Zur Anfallsprophylaxe gibt man zu Beginn einer medikamentösen Senkung der Serumharnsäurekonzentration 0,5–1,5 mg/die über durchschnittlich sechs Monate. Wurde die harnsäuresenkende Therapie wegen ausgeprägter asymptomatischer Hyperurikämie über 9 mg/dl eingeleitet und treten auch unter der Behandlung keine Anfälle auf, so kann die Kolchizinprophylaxe nach 3 Monaten beendet werden. Dasselbe gilt für Patienten mit leichter Gicht, die während der ersten drei Behandlungsmonate anfallsfrei geblieben sind. In Fällen von schwerer tophöser Gicht muß die Kolchizinprophylaxe unter Umständen über ein Jahr oder länger durchgeführt werden, bis die Harnsäuredepots ausgeschwemmt sind (s. auch Tabelle 13).

Unter den zur Prophylaxe verabreichten niedrigen Kolchizindosen werden in der Regel keine Nebenwirkungen beobachtet. In Ausnahmefällen kann anstelle von Kolchizin Indometacin in einer Dosierung von 2 × 25 mg/die zur Anfallsprophylaxe verwendet werden (GRÖBNER u. ZÖLLNER, 1976).

5.2.2.2 *Renale Komplikationen*

Bei der Behandlung mit Urikosurika kommt es infolge der Hemmung der tubulären Rückresorption zu einer erhöhten luminalen Harnsäurekonzentration im gesamten Verlauf des Nephron und der ableitenden Harnwege. Unter Dauertherapie ist diese Konzentrationserhöhung gering. Bei Einleitung der urikosurischen Behandlung kommt es jedoch akut zu einem ausgeprägten Konzentrationsanstieg in den Nierenkanälchen und damit zur Gefahr der Ausfällung von Harnsäure. Dasselbe gilt für die unregelmäßige Einnahme von Urikosurika. MAY und LUX (1977) ermittelten, daß 20,5% ihrer Patienten mit Harnstauung bei Harnsäuresteinen mit Urikosurika vorbehandelt waren.

Durch Harnneutralisierung und ein großes Urinvolumen wird die Löslichkeit der Harnsäure verbessert. Da gleichzeitig durch beide Maßnahmen auch die Wirksamkeit der Urikosurika gesteigert wird, sind sie allein kein ausreichender Schutz vor Harnsäureausfällungen in Tubuli oder ableitenden Harnwegen. Urikosurika müssen deshalb einschleichend dosiert werden (s. auch Tabelle 13).

Das Urinvolumen sollte während der Therapieeinleitung mindestens 2–2,5 l/die betragen. Die Trinkmenge ist, vor allem in der heißen Jahreszeit, kein adäquater Parameter. Um ein ausreichendes Urinvolumen zu sichern, empfiehlt es sich, bereits vor Einnahme der ersten Dosis eines Urikosurikums die Menge des 24-Std.-Urins messen zu lassen.

Die Harnneutralisation braucht nach Erreichen des angestrebten Plasmaspiegels der Harnsäure nicht fortgesetzt zu werden. Eine ausrei-

Tabelle 13. Komplikationen zu Beginn einer urikosurischen Behandlung und ihre Prophylaxe

Komplikation	Prophylaxe
Gehäufte Gichtanfälle	Kolchizin 0,5 bis 1,5 mg/die über 6 Monate (3–12 Monate)
Harnsäurenephrolithiasis	Harn„neutralisierung" (Einstellung des pH auf 6,5–6,8) großes Urinvolumen (mindestens 2,5 l/die) Einschleichende Dosierung des Urikosurikums

Tabelle 14. Eisenbergsche Lösung zur Harnneutralisierung

Zitronensäure	40,0
Natriumzitrat	60,0
Kaliumzitrat	66,0
Pomeranzenextrakt	6,0
Sirup	ad 600,0

chende Flüssigkeitszufuhr, d. h. ca. 1,5 l/die, sollte dagegen während der gesamten Therapiedauer eingehalten werden. Bei Nephrolithiasis ist es nötig, nicht nur während des Tages, sondern auch während der Nachtstunden eine ausreichende Diurese zu gewährleisten. Dies wird durch reichliche Flüssigkeitszufuhr vor dem Schlafengehen und eine zusätzliche Trinkmenge von $^1/_2$ l in der Mitte der Schlafperiode erreicht (ZÖLLNER, 1968).

Die Harnneutralisierung erfolgt mit Eisenbergscher Lösung (Tabelle 14) oder mit dem Fertigpräparat Uralyt-U, das zuckerfrei ist. Bei Einleitung einer urikosurischen Therapie ist eine Harnneutralisierung bis eine Woche nach Erreichen der erforderlichen Medikamentendosis nötig, bei Harnsäuresteinträgern muß sie bis zur Auflösung der Steine durchgeführt werden, falls man nicht ohnedies Allopurinol dem Urikosurikum vorzieht. Die alkalisierende Behandlung stellt eine Maßnahme zur Steinauflösung und Verhinderung von Harnsäureausfällungen zu Beginn der urikosurischen Therapie dar. Als Dauerprophylaxe der Harnsäurenephrolithiasis werden nicht Urikosurika, sondern diätetische Maßnahmen und Allopurinol verordnet (ZÖLLNER, 1968).

5.3 Die einzelnen Urikosurika

Von den Substanzen, deren urikosurische Wirkung gut dokumentiert ist, können viele aufgrund ihrer spezifischen Wirkung (z. B. Vitamin K-Antagonisten), ihrer Nebenwirkungen oder der Harnsäureretention in niedriger Dosierung, die eine strenge Beachtung der Einnahmevorschrift erforderlich macht (Salicylate, Phenylbutazon), nicht zur harnsäuresenkenden Dauerbehandlung angewandt werden. Nur drei dieser Substanzen sind gleichzeitig gut urikosurisch wirksam und nebenwirkungsarm und können zur urikosurischen Dauertherapie empfohlen werden. Dies sind Probenecid, Sulfinpyrazon und Benzbromaron.

5.3.1 Probenecid (Abb. 35)

Probenecid ist ein Derivat der Benzoesäure und wurde wie das verwandte Carinamid zuerst zur Hemmung der tubulären Sekretion von Penicillin eingeführt.

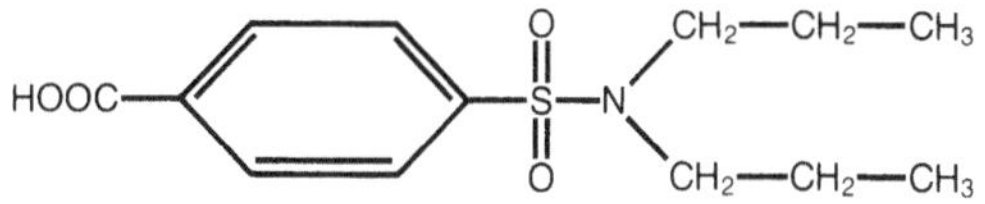

Probenecid

Abb. 35. Probenecid

5.3.1.1 Resorption und Ausscheidung

Nach oraler Zufuhr wird Probenecid rasch und fast vollständig resorbiert. Meßbare Konzentrationen finden sich im Plasma nach einer oralen Einzeldosis von 1,0 g innerhalb von 30 Min. Die maximalen Plasmakonzentrationen werden 2–3 Std. nach dieser Dosis erreicht. Die Plasmahalbwertszeit ist dosisabhängig und individuell sehr verschieden, sie beträgt durchschnittlich zwischen 4 und 12 Std. (BOGER et al., 1950; DAYTON et al., 1963).

Bei einer Plasmaproteinbindung von 90% (DAYTON et al., 1963) ist die glomeruläre Filtration von Probenecid gering. Der pKa beträgt 3,4 (SHORE et al., 1957), die tubuläre Sekretion ist deshalb vom Harn-pH abhängig. Die vermehrte Ausscheidung von Probenecid in neutralem Harn geht mit einer Zunahme der urikosurischen Wirkung einher (YÜ et al., 1977). Durch Erhöhung des Harn-pH und ein großes Urinvolumen läßt sich die tubuläre Sekretion nachweisen, d. h., das Verhältnis von ausgeschiedenem zu filtriertem Probenecid ist größer als 1,0 (DAYTON et al., 1963).

Aufgrund der fast vollständigen Rückdiffusion aus dem Tubuluslumen bei normalem Urin-pH werden nur zwischen 4 und 13% des verabreichten Probenecid unverändert im Urin ausgeschieden. Der Hauptmetabolit im Urin ist Probenecid-Monoacylglucuronid. Im Tierversuch wurde für einige der renal ausgeschiedenen Metabolite eine urikosurische Wirkung nachgewiesen. Probenecid und seine Konjugate werden auch mit der Galle ausgeschieden und unterliegen möglicherweise einem enterohepatischen Kreislauf (Zusammenfassung bei DIAMOND, 1978).

5.3.1.2 Urikosurische Wirkung und Dosierung

Nach intravenöser Gabe von Probenecid ist die urikosurische Wirkung sofort, nach oraler Gabe mit dem Erreichen meßbarer Plasmakonzentrationen nach ungefähr 30 Min. nachweisbar. Eine orale Dosis von 2 g führt zu einer Vervierfachung der Harnsäureausscheidung, die maximale Wirkung ist dabei 1–2 Std. nach Applikation zu beobachten (SIROTA et al., 1952). ZÖLLNER et al. (1970a) beobachteten bei einer gesunden Versuchsperson 1 Stunde nach oraler Zufuhr von 1,5 g Probenecid einen Abfall der Serumharnsäurekonzentration bei starker Zunahme der renalen Ausscheidung. Nach 4 Std. war die renale Harnsäureclearance auf 35,7 ml/min angestiegen und lag noch nach 8 Std. über 30 ml/min. Nach TALBOTT (1967) liegen die therapeutischen Plasmakonzentrationen zwischen 1 und 5 mg/100 ml, höhere Konzentrationen haben keine zusätzliche Wirkung.

Die ersten Erfahrungen über die klinische Anwendung von Probenecid als Urikosurikum wurden von GUTMAN (1950) und GUTMAN und YÜ (1951) mitgeteilt. In einer großen Untersuchungsreihe wurde bei 50% der Gichtpatienten mit einer Tagesdosis von 1,0 g oder weniger eine Normalisierung des Serumharnsäurespiegels erreicht. Eine Tagesdosis bis 2,0 g reichte bei 85% der Patienten aus (GUTMAN u. YÜ, 1957a). Zu Beginn einer Behandlung mit Probenecid verabreicht man 2×250 mg täglich bei gleichzeitiger Harnalkalisierung und Verordnung eines Harnvolumens von mindestens 2 l/die (GRÖBNER u. ZÖLLNER, 1976; DIAMOND, 1978). Die Dosissteigerung erfolgt in Schritten von 250 mg alle 3–4 Tage oder 2×250 mg im Abstand von einer Woche bis zur Normalisierung des Serumharnsäurespiegels. Eine Verteilung der ermittelten Tagesdosis auf drei Einzeldosen ist erforderlich, um größere Schwankungen der renalen Harnsäureausscheidung zu vermeiden. Die Kontrollen der Serumharnsäure sollten wegen der individuell

88

Tabelle 15. Hemmung des Transports organischer Säuren durch Probenecid. (Literatur bei DIAMOND, 1978, wo nicht anders angegeben)

1. Hemmung der tubulären Sekretion organischer Säuren

Penicillin
p-Aminosalicylsäure
p-Aminohippuransäure
Phenolsulfonphthalein
Androsteron
Salizylate und seine Acyl- und phenolischen Glukuronide
Pantothensäure
Phlorizon und seine Glukuronide
Acetazolamid
Kortikotropin
Ampicillin
Dapsone
Indomethacin
Sulfinpyrazon
Cephradin
Methotrexat
Dihydroxypropyltheophyllin (MAY u. JARBOE, 1981)

2. Hemmung der Aufnahme in die Leberzelle

Bromsulfonphthalein
Indocyanin-Grün
Rifamycin
Methotrexat

3. Hemmung des Transports über die Blut-Hirn-Schranke

Biogene Amine
Penicillin
Paraaminosalizylsäure

stark schwankenden Plasmahalbwertszeit morgens vor Einnahme der ersten Dosis erfolgen. Eine Woche nach Normalisierung des Serumharnsäurespiegels wird bei unkompliziertem Verlauf die Neutralisierung des Harns beendet, ein großes Urinvolumen bleibt während der gesamten Therapiedauer ratsam.

5.3.1.3 Weitere biologische Wirkungen, Arzneimittelinteraktionen

Niedrige Dosen von Probenecid führen zu einer paradoxen Harnsäureretention (s. S. 79). Salizylate, die selbst ebenfalls eine paradoxe Retention zeigen, heben sowohl in niedriger als auch in hoher, urikosurisch wirksamer Dosierung die urikosurische Wirkung von Probenecid auf. Diese Effekte sind wie die meisten Wirkungen von Probenecid am einfachsten mit einer Hemmung des Transports organischer Säuren über Membranen zu erklären (DIAMOND, 1978).

Hemmende Wirkungen von Probenecid auf den Transport organischer Säuren wurden für die tubuläre Sekretion, Aufnahme in die Leberzelle und den Austausch über die Bluthirnschranke beschrieben. Da Probenecid die Plazentaschranke überwindet, kommt es hier möglicherweise ebenfalls zu Transportstörungen. In Tabelle 15 sind Substanzen zusammengestellt, für die eine Transportstörung durch Probenecid nachgewiesen wurde. Im Falle des Indometacins kann die gleichzeitige Anwendung von Probenecid zu Intoxikationserscheinungen führen (MUDGE, 1980).

Probenecid kann andererseits auch die renale Ausscheidung einiger Substanzen beschleunigen. Dazu gehören Insulin (SETAISHI et al., 1970) und Oxipurinol, der wichtigste Metabolit des Xanthinoxidasehemmers Allopurinol (DIAMOND, 1978). In Einzelfällen kommt es zur Erhöhung der Natrium- und Chloridclearance (SIROTA et al., 1952) sowie zum Abfall des Serumphosphatspiegels bei Hypoparathyreoidismus (PASCALE et al., 1954; KOLB u. RUKES, 1954) und bei Patienten mit idiopathischer Hyperkalziurie (GARCIA u. YENDT, 1970). Probenecid führt außerdem in der Leber zur Hemmung der Konjugation von Benzoesäurederivaten mit Glyzin und einiger weiterer enzymatischer Prozesse (BEYER et al., 1950).

Die wenigen vorliegenden Ergebnisse über Probenecidwirkungen in der Leber und an der Bluthirnschranke zeigen, daß trotz jahrzehntelanger Erfahrung immer noch mit bisher unbekannten Interaktionen gerechnet werden muß.

5.3.1.4 Nebenwirkungen und Toxizität

GUTMAN und YÜ (1975) sahen unter 169 Gichtpatienten in 8% gastrointestinale Nebenwirkungen, die zum Absetzen zwangen, in 5% traten Exantheme auf. Von REYNOLDS et al. (1957) wurde ein Fall von Lebernekrose, von SCOTT und O'BRIEN (1968) sowie HERTZ et al. (1972) das Auftreten eines nephrotischen Syndroms unter Probenecid beobachtet. Gichtanfälle und Nephrolithiasis sind Komplikationen jeder urikosurischen Behandlung und lassen sich durch Kolchizinprophylaxe bzw. Harnneutralisierung und ein großes Harnvolumen weitgehend vermeiden.

Die Überdosierung von Probenecid führt im Tierversuch (McKINNEY et al., 1951) und beim Menschen zu Erbrechen, Steigerung der Reflexerregbarkeit, tonisch-klonischen Krämpfen und Koma. In einem von RIZZUTO et al. (1965) beschriebenen Fall wurde die Einnahme von 47,5 g in suizidaler Absicht überlebt.

90

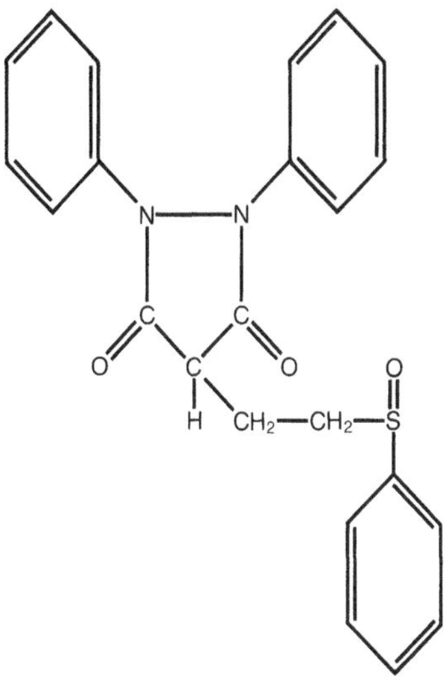

Abb. 36. Sulfinpyrazon

5.3.2 Sulfinpyrazon (Abb. 36)

Nach der Entdeckung der urikosurischen Wirkung von Phenylbutazon wurden über 80 verschiedene Pyrazolidinderivate auf ihre harnsäuresenkenden Eigenschaften untersucht (Zusammenfassung bei GUTMAN, 1966). Das Ergebnis dieser systematischen Suche war die Entdeckung des Sulfinpyrazon im Harn von Patienten, die mit G-25671 behandelt worden waren (BURNS et al., 1957).

5.3.2.1 Resorption und Ausscheidung

Sulfinpyrazon wird sehr rasch und vollständig aus dem Gastrointestinaltrakt resorbiert. Intravenöse und orale Gabe führen deshalb innerhalb von 2 Std. zu fast gleich hohen Plasmakonzentrationen (BURNS et al., 1957). Im Plasma sind ungefähr 98% der Substanz an Eiweiße gebunden (DAYTON et al., 1961). Die Plasmahalbwertszeit beträgt nach intravenöser Gabe 2–3 Std. Nach oraler Gabe kann die urikosurische Wirkung 10 Std. lang anhalten (BURNS et al., 1957).
Wegen der hohen Plasmaproteinbindung gelangt Sulfinpyrazon fast ausschließlich durch Sekretion ins Tubuluslumen. Bei einem pKa von 2,8 liegt auch in sauerem Urin das Molekül zum größten Teil in ioni-

sierter Form vor. Die Rückdiffusion ist deshalb gering, es finden sich
innerhalb von 4 Tagen 90% der verabreichten Dosis unverändert im
Urin (DAYTON et al., 1961). Etwa 8% werden als p-Hydroxy-Sulfinpy-
razon ausgeschieden, das ebenfalls urikosurische Wirkung hat (DAYTON
et al., 1961).

5.3.2.2 Urikosurische Wirkung und Dosierung

Die zur Erzeugung eines urikosurischen Effekts erforderliche minimale
intravenöse Dosis beträgt 35 mg, ungefähr ein Drittel der entsprechenden Probeneciddosis. Nach intravenöser Zufuhr von 5 mg/kg KG steigt
die Harnsäureclearance auf das 7fache an (BURNS et al., 1957). Bei
gleicher Dosierung übertrifft Sulfinpyrazon die urikosurische Wirkung
von Probenecid um das 6fache (OGRYZLO u. HARRISON, 1957).
Im Gegensatz zu Probenecid läßt sich wegen des niederen pKa die
urikosurische Wirkung von Sulfinpyrazon durch Harnneutralisierung
nicht weiter steigern. Sie muß aber bei Therapiebeginn zur Verbesserung der Harnsäurelöslichkeit trotzdem durchgeführt werden.
Die Behandlung wird mit 2 × 50 mg täglich begonnen. Die Dosiserhöhung erfolgt im Abstand von 3–4 Tagen um jeweils 50 mg. Zur Dauertherapie sind zwischen 200 und 400 mg/die erforderlich, die wegen der
kurzen Plasmahalbwertszeit auf drei Einzeldosen verteilt werden
müssen.
Unter 400 mg Sulfinpyrazon/die fanden PERSELLIN und SCHMID (1961)
bei 17 Gichtpatienten einen mittleren Abfall der Serumharnsäure um
3,3 mg/100 ml. THOMPSON et al. (1962) verabreichten 300 mg/die und
beobachteten unter 15 Patienten in 7 Fällen einen Abfall des Serumharnsäurespiegels zwischen 15 und 30%, in 6 Fällen einen Abfall zwischen 30 und 45% und zweimal einen Abfall von mehr als 45%. Der
Abfall der Serumharnsäurekonzentration ging regelmäßig mit einer
erhöhten renalen Harnsäureausscheidung einher. Eine weitere Zunahme der urikosurischen Wirkung ist bei einer Dosiserhöhung von
400 auf 800 mg Sulfinpyrazon/die noch nachweisbar, die Zunahme ist
jedoch nur noch gering ausgeprägt (KERSLEY et al., 1958). Noch höhere
Dosen zeigen keine zusätzliche Wirkung. Vereinzelt wurden Patienten,
die auf mittlere Dosen nicht ausreichend ansprachen, mit 800 mg/die
erfolgreich behandelt (MUDGE, 1980). In der Regel ist jedoch die Verordnung eines anderen Medikaments angezeigt, wenn mit Dosen bis
600 mg/die keine Normalisierung des Serumharnsäurespiegels erreicht
wird.

5.3.2.3 Weitere biologische Wirkungen, Arzneimittelinteraktionen

Wie im Falle des Probenecid wird durch Salizylate auch die urikosurische Wirkung von Sulfinpyrazon aufgehoben (YÜ et al., 1963), was mit einem Absinken der Plasmakonzentration von Sulfinpyrazon einhergeht. Diese Interaktionen sind nicht völlig geklärt. Bei gleichzeitiger Gabe von Sulfinpyrazon und Probenecid bzw. Phenylbutazon wird dagegen die urikosurische Wirkung der Einzelsubstanzen übertroffen (YÜ et al., 1963). Eine paradoxe Harnsäureretention bei niedriger Dosierung konnte bis jetzt nicht nachgewiesen werden (DIAMOND, 1978).

Sulfinpyrazon konkurriert wie Probenecid mit vielen organischen Substanzen um die tubuläre Sekretion. Durch Hemmung der renalen Ausscheidung von Sulfonylharnstoffen können Hypoglykämien ausgelöst werden (MUDGE, 1980).

Durch die starke Plasmaproteinbindung von Sulfinpyrazon wird die Proteinbindung derjenigen Substanzen herabgesetzt (und damit ihre wirksame Plasmakonzentration erhöht), die eine geringer ausgeprägte Affinität zu denselben Bindungsstellen besitzen (SUDLOW et al., 1975). Es muß deshalb mit weiteren, bisher unbekannten Arzneimittelinteraktionen gerechnet werden.

Sulfinpyrazon hemmt die Thrombozytenaggregation und verlängert die Thrombozytenüberlebenszeit (SMYTHE et al., 1965). Es wurde deshalb vorgeschlagen, das Medikament zur Prophylaxe venöser und arterieller Thrombosen zu verwenden. Nach DIETERLE et al. (1980) hemmt möglicherweise nicht Sulfinpyrazon selbst, sondern ein Metabolit die Thrombozytenaggregation. Die entzündungshemmenden Eigenschaften anderer Pyrazolidinderivate sind beim Sulfinpyrazon nicht nachzuweisen (DAYTON et al., 1961).

5.3.2.4 Nebenwirkungen und Toxizität

Bei 10–15% aller Patienten treten gastrointestinale Nebenwirkungen auf, die zur Absetzung des Medikaments zwingen können (YÜ et al., 1958; EMMERSON, 1963; GUTMAN, 1966). Durch Aufteilung in mehrere Einzeldosen und Einnahme mit den Mahlzeiten läßt sich die Magenunverträglichkeit mildern (MUDGE, 1980). Allergische Reaktionen, meist Exantheme, die mit Fieber einhergehen, treten in etwa 3% der behandelten Patienten auf (FRIEND, 1968). Vereinzelt werden Leukopenien beobachtet (YÜ et al., 1958; PERSELLIN u. SCHMID, 1961). Im Gegensatz zu Phenylbutazon wurden Salz- und Wasserretention sowie schwere Schädigungen der Hämatopoese unter Sulfinpyrazon bisher nicht beobachtet (MUDGE, 1980).

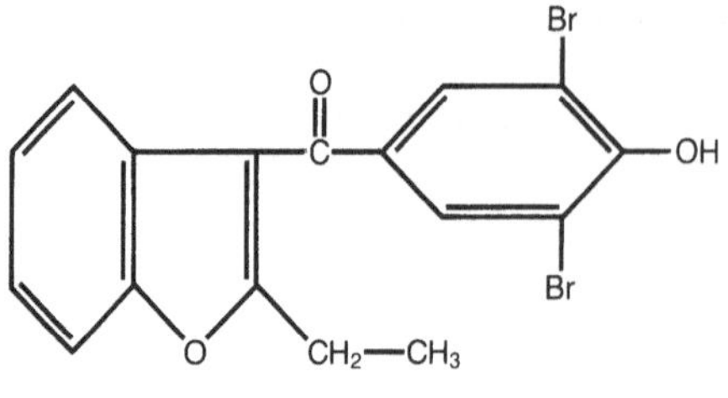

Benzbromaron

Abb. 37. Benzbromaron

5.3.3 **Benzbromaron** (Abb. 37)

Benzbromaron wurde durch systematische Suche nach urikosurisch wirksamen Substanzen gefunden (DELBARRE et al., 1967), nachdem man die harnsäuresenkende Wirkung des Benzofuranabkömmlings Benzaron entdeckt hatte (NIVET et al., 1965). Die halogenierten Derivate Benzbromaron und Benziodaron haben eine stärkere urikosurische Wirkung als die Ausgangssubstanz Benzaron. Benziodaron ist am besten urikosurisch wirksam (DELBARRE et al., 1967), wurde aber wegen Nebenwirkungen, die vorwiegend auf seinen Jodgehalt zurückzuführen sind, wieder vom Markt genommen.

5.3.3.1 *Resorption und Ausscheidung*

Benzbromaron wird aus dem Gastrointestinaltrakt zu ungefähr 50% resorbiert (BROEKHUYSEN et al., 1972). Mikronisierte Präparationen führen zu einer besseren Bioverfügbarkeit. Mit 80 mg der mikronisierten und 100 mg der nicht-mikronisierten Form wird die gleiche harnsäuresenkende Wirkung erzielt (LEE, 1977).
Nach oraler Gabe finden sich maximale Plasmakonzentrationen von Benzbromaron nach 2–4 Std. Sie fallen danach aufgrund der raschen Dehalogenierung schnell ab. Benzaron als Endprodukt der Dehalogenierung ist zu dieser Zeit der Hauptmetabolit. Die maximalen Plasmakonzentrationen der Metabolite sind nach 4–6 Std. erreicht. Sie fallen langsamer ab als diejenigen des Benzbromarons, ihre Plasmahalbwertszeit beträgt teilweise über 12 Std. Bei Messung der Gesamtplasmaradioaktivität nach oraler Zufuhr ^{14}C-markierten Benzbromarons findet man ein Maximum nach 6 Std., danach stellt sich ein Plateau ein, das bis zu 48 Std. nachweisbar ist (BROEKHUYSEN et al., 1972).
Die renale Ausscheidung von Benzbromaron und seinen Metaboliten ist im Vergleich zur enteralen gering. Nur etwa acht Prozent der resor-

bierten Dosis werden unverändert renal eliminiert. Etwa 60% des entstehenden Benzaron werden mit der Galle ausgeschieden. Die Produkte der Dehalogenierung Brombenzaron und Benzaron werden zum Teil in Form von Glukuroniden ausgeschieden (BROEKHUYSEN et al., 1972).

5.3.3.2 *Mechanismus der harnsäuresenkenden Wirkung*

Aufgrund von in vitro-Untersuchungen und pharmakodynamischen Untersuchungen am Menschen wurde vermutet, daß Benzbromaron zusätzlich zu seiner urikosurischen Wirkung in vivo Enzyme des Purinstoffwechsels und möglicherweise auch den Purintransport an der Darmschleimhaut beeinflußt.

Die urikosurische Wirksamkeit von Benzbromaron beim Menschen steht außer Zweifel (Zusammenfassungen bei GRÖBNER u. ZÖLLNER, 1976; HEEL et al., 1977; DIAMOND, 1978) und reicht zur Erklärung der überwiegenden Mehrzahl der ermittelten Ergebnisse aus. Lediglich STERNON et al. (1967) fanden bei ausgeprägtem Abfall der Serumharnsäurekonzentration bei einigen Patienten nur eine geringe Zunahme der renalen Harnsäureausscheidung. In Tierexperimenten zeigte Benzbromaron ebenfalls die Charakteristika eines Urikosurikums. So wurde bei Mikroinjektionsuntersuchungen an Rattentubuli nachgewiesen, daß die intravenöse Zufuhr von Benzbromaron die Rückresorption von Harnsäure im proximalen Tubulus hemmt (KRAMP u. LENOIR, 1975). An isolierten Nierentubuli von Kaninchen ließ sich die Hemmung der Harnsäureaufnahme in die Tubuluszellen durch Benzbromaron zeigen (KIPPEN et al., 1977).

DELTOUR et al. (1967) beschrieben eine Hemmung der Xanthinoxidase durch Benzbromaron in vitro. Da eine vermehrte Ausscheidung von Hypoxanthin und Xanthin im Urin behandelter Patienten unter therapeutischen Dosen nicht festzustellen war, spielt dieser Effekt in vivo offensichtlich keine Rolle.

GREILING (1969) sowie SINCLAIR und FOX (1975) beobachteten sogar eine verminderte Ausscheidung der genannten Harnsäurevorstufen unter Benziodaron bzw. Benzbromaron und nahmen als Ursache eine Aktivierung der Hypoxanthin-Guanin-Phosphoribosyltransferase an. MÜLLER et al. (1975) beschrieben eine erhöhte Aktivität dieses Enzyms bei 11 Gichtpatienten, die eine Woche lang mit Benzbromaron behandelt wurden. Andere Untersucher fanden jedoch keine Änderung der Phosphoribosylpyrophosphatkonzentrationen oder der Aktivität der Purin-Phosphoribosyltransferasen (SØRENSEN u. LEVINSON, 1976; BECHER, 1977; CARTIER et al., 1977).

MÜLLER et al. (1975) schlossen aus einer vermehrten Allantoinausscheidung im Urin auf eine erhöhte enterale Harnsäureausscheidung unter Benzbromaron, was bisher nicht bestätigt werden konnte. ZÖLLNER et al. (1970a) beobachteten dagegen nach Zufuhr einer oralen Einzeldosis von 100 mg eine Zunahme der renalen Harnsäureclearance nach 1 Std., während die Serumkonzentration erstmals nach 3 Std. vermindert war. Dies könnte mit einer zusätzlichen Hemmung der enteralen Harnsäureausscheidung (oder einer Steigerung der Harnsäuresynthese) erklärt werden.

Zusammenfassend ist somit lediglich die urikosurische Wirkung von Benzbromaron gesichert. Über weitere Eingriffe in den Harnsäurestoffwechsel des Menschen liegen teils widersprüchliche, teils nicht ausreichend belegte Ergebnisse vor. Sie tragen zur Senkung der Serumharnsäurekonzentration in vivo nicht in nachweisbarem Ausmaß bei.

5.3.3.3 Urikosurische Wirkung und Dosierung

Die urikosurische Wirkung von Benzbromaron korreliert besser mit den Plasmakonzentrationen der Metabolite als mit denjenigen von Benzbromaron selbst, da die nicht konjugierten Metabolite ebenfalls urikosurisch wirken und eine längere Plasmahalbwertzeit haben (BROEKHUYSEN et al., 1972; YÜ, 1976).

Nach einer oralen Einzeldosis von 100 mg der nicht-mikronisierten Form (ZÖLLNER et al., 1970a) steigt die Harnsäureausscheidung nach einer Stunde an. Der Abfall der Serumharnsäure beginnt nach $3^{1}/_{4}$ Std., zu einem Zeitpunkt, wo die renale Harnsäureausscheidung verdoppelt ist. Nach 7–8 Std. ist die Serumharnsäure um durchschnittlich 27% abgesunken. Die niedrigste Serumkonzentration wird nach 16 Std. erreicht, nach 20 Std. beginnt der Wiederanstieg. Innerhalb eines Tages kommt es nach einer einmaligen Dosis von 100 mg zu einer Senkung des Serumharnsäurespiegels um ungefähr 30% (MERTZ, 1969; ZÖLLNER et al., 1970a). Die Kontrollwerte sind erst nach 4 Tagen wieder erreicht. Die renale Harnsäureclearance steigt auf durchschnittlich 26,5 ml/min nach 4,5–5 Std. an. In Einzelfällen werden unter dieser Dosis Clearanceanstiege bis 40 ml/min beobachtet (ZÖLLNER et al., 1968). Der Wirkungseintritt scheint dosisabhängig zu sein (DELBARRE et al., 1967; ZÖLLNER et al., 1970a).

Die Behandlung mit Benzbromaron beginnt mit einer Einzeldosis von 20 mg/die. Damit ist bereits eine signifikante Senkung des Serumharnsäurespiegels zu erzielen (ARNTZ et al., 1979). Im Abstand von einer Woche wird die tägliche Einzeldosis um jeweils 20 mg erhöht, bis die

Serumharnsäure normalisiert ist, d. h. Werte unter 5,5 mg/100 ml erreicht sind. Zur Dauertherapie sind Dosen zwischen 50 und 150 mg erforderlich. ZÖLLNER et al. (1970b) erreichten mit Dosen des seinerzeit noch nicht mikronisierten Präparates bis zu 100 mg/die in 81 von 85 Patienten mit Hyperurikämie und Gicht eine Normalisierung des Serumharnsäurespiegels, in 4 Fällen gelang dies mit 150 mg/die.

Bei Dauertherapie erreicht man mit einer Einzeldosis von 100 mg/die (nicht mikronisierte Form) die maximale Senkung des Harnsäurespiegels nach ungefähr 5 Tagen. Sie beträgt durchschnittlich 46% (MERTZ, 1969) und kann in Einzelfällen 60% erreichen (ZÖLLNER et al., 1970b; GROSS u. GIRARD, 1972). Wegen der langen Plasmahalbwertszeit von Benzbromaron bzw. seiner wirksamen Metabolite muß weder bei Therapieeinleitung noch während der Dauertherapie die Tagesdosis in mehrere Einzeldosen aufgeteilt werden. Harnneutralisation bei Therapiebeginn und ein großes Urinvolumen müssen wie bei jeder urikosurischen Behandlung gefordert werden. Die Harnneutralisation führt zu einer Verbesserung der urikosurischen Wirkung (MOUSANABE-PU= YANNE, 1977).

5.3.3.4 *Weitere biologische Wirkungen, Arzneimittelinteraktionen*

Eine paradoxe Harnsäureretention durch niedrige Benzbromarondosen konnte nicht nachgewiesen werden (GRÖBNER u. ZÖLLNER, 1976). Durch Salizylate wird die urikosurische Wirkung von Benzbromaron zwar gehemmt, doch wird sie nicht wie bei gleichzeitiger Gabe von Probenecid bzw. Sulfinpyrazon ganz aufgehoben oder die Harnsäureclearance noch unter den Ausgangswert gesenkt. Die stärkste Wirkung entfalten dabei mittlere Salizylatdosen (2,6 g Aspirin), die, allein verabreicht, die Serumharnsäurekonzentration unbeeinflußt lassen (SØRENSEN u. LEVINSON, 1976). SINCLAIR und FOX (1975) fanden eine ausgeprägte Hemmung der Benzbromaronwirkung bereits mit 600 mg Aspirin/die.

Pyrazinamid, das sowohl unter Kontrollbedingungen als auch bei Anwendung von Probenecid oder Sulfinpyrazon die renale Harnsäureausscheidung in geeigneter Dosierung fast vollständig unterbindet, zeigte je nach Benzbromaron- und Pyrazinamiddosis eine unterschiedliche Hemmung der urikosurischen Wirkung von Benzbromaron (Zusammenfassung bei HEEL et al., 1977). Nach diesen Ergebnissen scheint eine vollständige Hemmung der urikosurischen Wirkung durch Pyrazinamid nicht möglich zu sein.

Benziodaron führt zu einer ausgeprägten Wirkungsverstärkung vieler Antikoagulantien (VERSTRAETE et al., 1968). Bei Behandlung mit

Benzbromaron wurde eine solche Wirkung bisher nicht beschrieben. HEEL et al. (1977) weisen jedoch darauf hin, daß bisher nicht alle gebräuchlichen Antikoagulantien gleichzeitig mit Benzbromaron verabreicht wurden und eine endgültige Beurteilung noch nicht möglich ist. Bei Patienten, die unter Antikoagulantien stehen, kann deshalb während der ersten Wochen einer zusätzlichen Therapie mit Benzbromaron eine Wirkungsverstärkung der Antikoagulantien nicht ausgeschlossen werden. Die alleinige Behandlung mit Benzbromaron führte bei Untersuchungen von ZÖLLNER et al. (1970d) zu einer (klinisch nicht relevanten) Abnahme des Quickwertes.

Benzbromaron hemmt wie andere urikosurisch wirksame Substanzen die tubuläre Sekretion organischer Säuren. Die Affinität zu den sekretorischen Mechanismen zeigt gewisse Unterschiede zu der anderer Urikosurika. Zum Beispiel läßt Benzbromaron die renale Ausscheidung von Penicillin unbeeinflußt. Nach intravenöser Injektion von Phenolrot ist die Plasmahalbwertszeit dieser Substanz unter gleichzeitiger Benzbromaronbehandlung doppelt so lang wie unter der gleichen Dosis Sulfinpyrazon. Benzbromaron besitzt keine klinisch anwendbaren entzündungshemmenden Eigenschaften und hemmt nicht die Plättchenaggregation (Diamond, 1978).

Der kurzen Dauer der klinischen Anwendung entsprechend liegen über biologische Wirkungen und Arzneimittelinteraktionen von Benzbromaron sehr viel weniger Ergebnisse vor als für Sulfinpyrazon oder Probenecid. Da der größte Teil der resorbierten Dosis von Benzbromaron in der Leber metabolisiert und mit der Galle ausgeschieden wird, spielt im Falle des Benzbromaron deshalb die Leber möglicherweise in dieser Hinsicht eine größere Rolle als bei anderen Urikosurika.

5.3.3.5 Nebenwirkungen und Toxizität

Nebenwirkungen von Benzbromaron betreffen vorwiegend den Gastrointestinaltrakt. In verschiedenen Studien mußte die Behandlung bei 2,6–4,5% der Patienten aufgrund der Nebenwirkungen, meist Durchfälle, abgebrochen werden (Zusammenfassung bei HEEL et al., 1977).

Die Häufigkeit von Durchfällen beträgt durchschnittlich 3–4% (2–9%) (HEEL et al., 1977). ZÖLLNER et al. (1970c) beobachteten in 9,5% Übelkeit und Sodbrennen.

Zu Beginn der Therapie können Kopfschmerzen und vermehrter Harndrang auftreten (MERTZ, 1969). Vier der 85 von ZÖLLNER et al. (1970c) untersuchten Patienten litten während der ersten 4–6 Wochen unter Impotenz. Zwei Patienten gaben Faszikulationen der Handmuskulatur an, in einem Fall trat eine variable Eosinophilie auf. Bei 5 Patienten kam es zu einer Gewichtszunahme von 1–2 kg. In keinem Fall mußte das Medikament abgesetzt werden.

Yü (1976) beobachtete bei einem Patienten zweimal, jeweils nach der Einzeldosis von 40 mg, Nausea und Fiebergefühl. Bei zwei Patienten traten Durchfälle auf, sobald sie Benzbromaron zusammen mit Kolchizin bzw. Digoxin einnahmen.

Durch fehlende Kolchizinprophylaxe und Harnneutralisierung sowie zu geringes Urinvolumen können wie bei jeder urikosurischen Behandlung Gichtanfälle und Nierenkoliken ausgelöst werden.

5.4 Therapieverlauf unter Urikosurika

Jede konsequente harnsäuresenkende Behandlung führt im Verlauf von Monaten zu einer deutlichen Verringerung oder einem vollständigen Abbau der Harnsäuredepots im Körper. Tophi bilden sich zurück und können ganz verschwinden. Auch Knochentophi können sich unter Wiederherstellung des Gelenkes zurückbilden, meist kommt es aber zur Defektheilung (GRÖBNER u. ZÖLLNER, 1976).

Die renale Harnsäureausscheidung ist erhöht, solange abgelagerte Harnsäure mobilisiert wird. Eine geringe Erhöhung im Vergleich zu den Ausgangswerten bleibt bestehen, da bei selektiver Steigerung der renalen Clearance ein höherer Prozentsatz der Harnsäure über die Nieren ausgeschieden wird. Ob dies zu einer höheren Inzidenz der Nephrolithiasis führt, ist nicht ausreichend geklärt.

Renale Komplikationen der Gicht sind durch Urikosurika zum Teil reversibel, wenn die Ratschläge über Diurese und Alkaligaben beachtet werden. Steinauflösungen gelingen relativ häufig, trotz und nicht wegen der urikosurischen Behandlung. Sie sind die Folge der besseren Harnsäurelöslichkeit bei großem Volumen und Alkalisierung des Harns. Ein Therapieerfolg bei der Gichtniere ist nicht gesichert (GRÖBNER u. ZÖLLNER, 1976).

Der Erfolg der urikosurischen Therapie war früher bei etwa einem Drittel aller Patienten unbefriedigend. GUTMAN und YÜ (1957a) konnten mit Probenecid bei 17% aller Patienten den Harnsäurespiegel nicht unter 7,0 mg/100 ml senken. Entsprechende Zahlen legten THOMPSON et al. (1962) vor. Die häufigsten Gründe waren Niereninsuffizienz und gleichzeitige Salizylateinnahme sowie Arzneimittelunverträglichkeit. Es handelte sich bei Versagen der Therapie somit in vielen Fällen um

Tabelle 16. Dosierung und Nebenwirkungen der gebräuchlichen Urikosurika

Urikosurikum	Dosierung		Nebenwirkungen und Toxizität		
	Behandlungsbeginn	Dauertherapie	häufige Nebenwirkungen	Einzelbeobachtungen	Resorption aus dem Gastrointestinaltrakt
Probenecid	2 × 250 mg	1,0–2,0 g/die	Gastrointestinale Symptome, Exantheme	Nephrotisches Syndrom, Lebernekrose	fast vollständig
Sulfinpyrazon	2 × 50 mg	200–400 mg/die	Gastrointestinale Symptome, Exantheme	Leukopenien	vollständig
Benzbromaron	20 mg	50–150 mg/die	Gastrointestinale Symptome, Kopfschmerzen und vermehrter Harndrang (reversibel)	Impotenz (reversibel ohne Absetzen des Medik.), Eosinophilie, Nauseau und Fiebergefühl, Durchfälle bei gleichzeitiger Digoxineinnahme	etwa 50%

Patienten, denen heute primär Allopurinol verordnet wird. Nach Kuzell et al. (1964) werden zwei Drittel aller Patienten gegen Probenecid und ein kleiner Teil gegen Sulfinpyrazon refraktär.
Tabelle 16 gibt eine Übersicht über Dosierung und Nebenwirkungen
der gebräuchlichen Urikosurika.

6 Kombinierte Behandlung der Hyperurikämie

W. Löffler und W. Gröbner

Die Grundlage der Behandlung der Hyperurikämie ist die purinarme Diät. Eine medikamentöse Behandlung wird eingesetzt, wenn die Diät allein sich als nicht ausreichend wirksam erweist oder klinische Manifestationen der Hyperurikämie vorliegen (vgl. Kap. 1). Jede Arzneimitteltherapie ist deshalb Teil einer kombinierten Behandlung.
Zur Behandlung der Hyperurikämie wurden neben der Kombination von purinarmer Diät und Arzneimitteln auch verschiedene Arzneimittelkombinationen verwendet.

6.1 Kombinierte Behandlung mit purinarmer Diät und harnsäuresenkenden Arzneimitteln

Nahrungspurine haben keinen Einfluß auf die endogene Harnsäuresynthese (ZÖLLNER und GRÖBNER, 1977). Sie führen deshalb zu einem dosisabhängigen linearen Anstieg von Serumkonzentration und renaler Ausscheidung der Harnsäure. Die Größe des Anstiegs ist von der Art der zugeführten Purine abhängig (ZÖLLNER et al., 1972). Genaueres hierüber ist im Diätkapitel dargestellt (s. S. 8).
Die Wirkung harnsäuresenkender Medikamente ist ebenfalls dosisabhängig, diese Abhängigkeit ist jedoch nicht linear. Abbildung 38 zeigt den Abfall der Harnsäureserumkonzentration in Abhängigkeit vom Serumspiegel des Urikosurikums Probenecid. Daraus geht hervor, daß oberhalb eines Serumspiegels von 2 mg/dl die harnsäuresenkende Wirkung mit steigender Dosierung nur noch gering, oberhalb von 3 mg/dl praktisch nicht mehr zunimmt.
Urikosurika führen zur Senkung der Serumharnsäurekonzentration durch Erhöhung der renalen Harnsäureclearance (vgl. Kap. 5). Andere Wirkungen dieser Medikamente, die teils in vitro nachgewiesen, teils aus fehlinterpretierten in vivo-Untersuchungen geschlossen wurden, spielen bei der Senkung der Harnsäureserumkonzentration in der klinischen Medizin keine Rolle. Man muß deshalb davon ausgehen, daß jede vermehrte Zufuhr von Nahrungspurinen unter urikosurischer

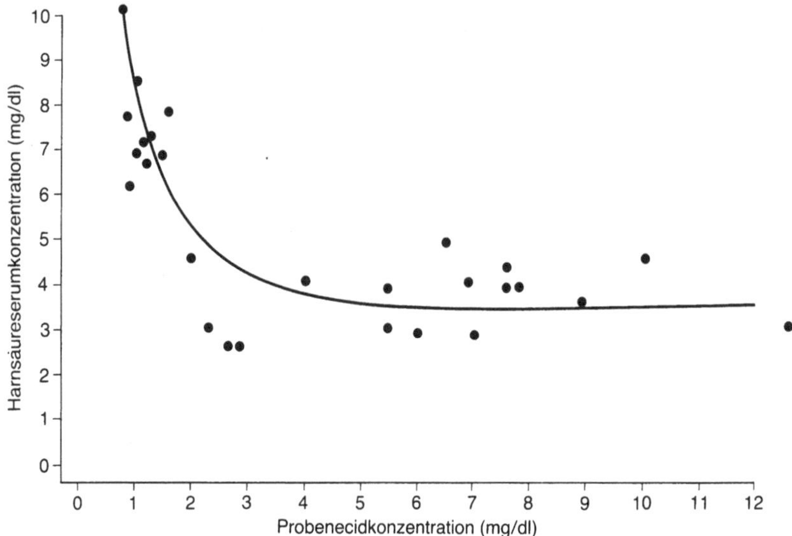

Abb. 38. Beziehung zwischen Serumkonzentration des Urikosurikums Probenecid und Serumharnsäurekonzentration bei einem 48jährigen Gichtpatienten (Nach Talbott, 1967)

Therapie zu einer vermehrten Harnsäurebelastung der Nieren führt. Sind bereits unter purinarmer Diät hohe Dosen eines Urikosurikums zur Normalisierung der Serumharnsäure erforderlich, so bedeutet dies, daß die Nieren anstelle von ungefähr zwei Dritteln bis über 90% der gebildeten Harnsäure auszuscheiden haben, was mit Hilfe intravenös verabreichter markierter Harnsäure nachgewiesen wurde vgl. Tab. 12. Dies bedeutet aber auch, daß unter urikosurischer Therapie zusätzlich zugeführte Nahrungspurine fast vollständig durch die Nieren eliminiert werden müssen.

Allopurinol hemmt das Enzym Xanthinoxidase und führt deshalb zu einer verminderten Harnsäuresynthese aus den Vorstufen Hypoxanthin und Xanthin. Aufgrund dieses Wirkungsmechanismus ist im Gegensatz zu den Urikosurika auch die renale Harnsäureausscheidung vermindert. Die anstelle der Harnsäure vermehrt ausgeschiedenen Vorstufen Hypoxanthin und Xanthin sind besser nierengängig.

Auch im Falle des Allopurinol ist der Zusammenhang zwischen Dosis und harnsäuresenkender Wirkung nicht linear. Verabreicht man gesunden Versuchspersonen, die völlig purinfrei ernährt werden, steigende Dosen von Allopurinol, so strebt die Kurve des Harnsäureabfalls in Serum und Urin gegen einen Basalwert von ca. 40 – 45% der Ausgangswerte (Abb. 39).

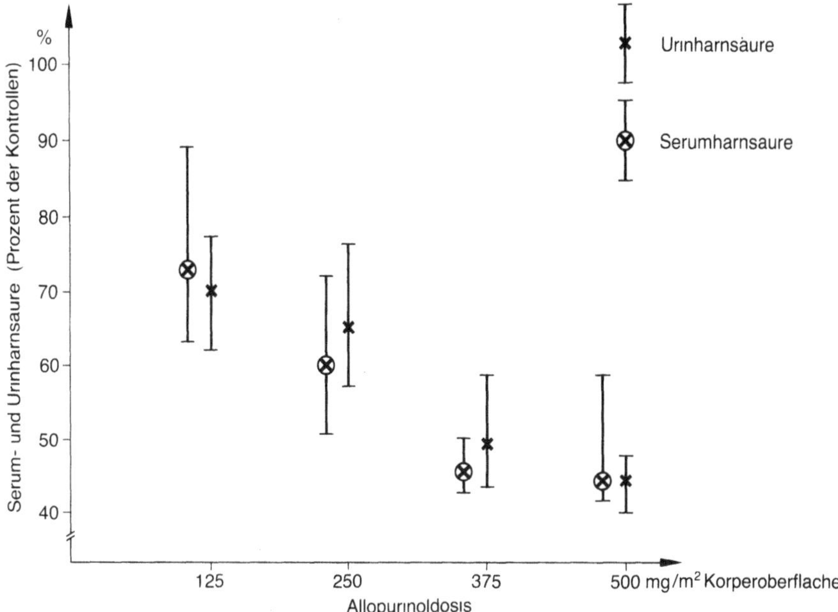

Abb. 39. Dosisabhängiger Abfall von Serum- und Urinharnsäure unter Allopurinol bei gesunden Versuchspersonen, die eine purinfreie, isoenergetische Formeldiät einnahmen (n = 4 pro Dosis). Die Abbildung gibt die Durchschnittswerte und Bereiche wieder. Die Dosis von 250 mg/m² entsprach Einzeldosen zwischen 418 und 495 mg/die bei den untersuchten Normalpersonen (Nach LÖFFLER et al., 1981)

Vergleicht man intraindividuell die Wirkung einer bestimmten Allopurinoldosis bei purinfreier Diät und bei Zulage von Nahrungspurinen, so zeigt sich, daß Allopurinol die endogene und exogene Uratquote (vgl. Physiologie und Pathologie der Harnsäure, Hyperurikämie und Gicht, Bd. 1) unterschiedlich beeinflußt (ZÖLLNER und GRÖBNER, 1970).

Die Bestimmung der Gesamtpurinausscheidung (Hypoxanthin, Xanthin und Harnsäure) unter Allopurinolzufuhr ergab, daß die Mehrausscheidung von Xanthin und Hypoxanthin die Verminderung der renalen Harnsäureausscheidung nicht quantitativ ersetzt. Man führt dies auf eine Hemmung der endogenen Purinsynthese durch Allopurinol zurück. Es zeigte sich jedoch, daß die Größe dieses sogenannten Purindefizits auch von der Zufuhr von Nahrungspurinen abhängig ist (ZÖLLNER und GRÖBNER, 1971; Potter et al., 1980) (Abb. 46).

Unter verschiedenen Diäten bzw. Normalkost wurde ein Purindefizit von bis zu 66% gemessen (HITCHINGS, 1966; ZÖLLNER und GRÖBNER, 1970).

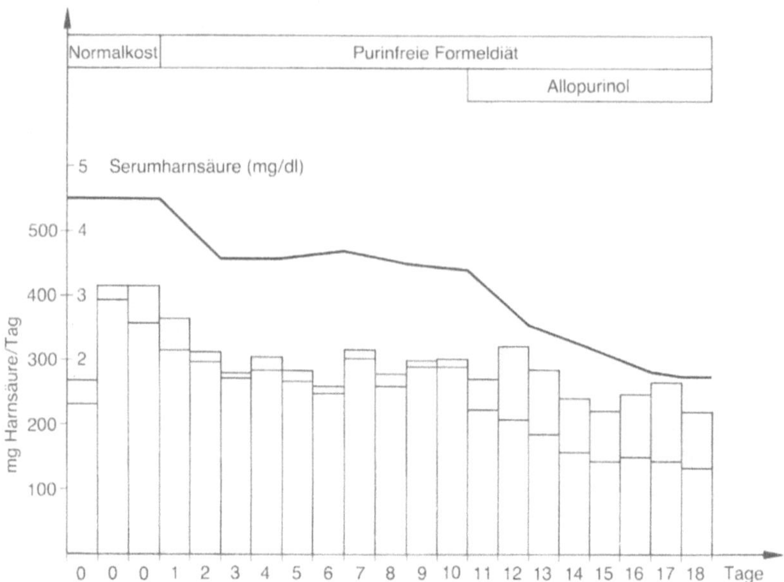

Abb. 40. Abfall der renalen Gesamtpurinausscheidung unter Allopurinol. Die Balken geben die renale Ausscheidung (leere Balken Harnsäure, schraffierte Balken Hypoxanthin und Xanthin als mg Harnsäure), die durchlaufende Linie die Serumharnsäurekonzentration an. Aufgetragen sind die täglichen Mittelwerte von 4 gesunden Versuchspersonen der Abb. 39. Die Allopurinoldosis betrug 375 mg/m² Körperoberfläche

6.2 Kombinierte Anwendung verschiedener harnsäuresenkender Arzneimittel

Die harnsäuresenkende Wirkung von Urikosurika und Allopurinol beruht auf zwei völlig verschiedenen Mechanismen. Es wurde deshalb schon bald nach Einführung des Allopurinol versucht, die beiden Arzneimittel kombiniert anzuwenden. Dabei ließ sich die harnsäuresenkende Wirkung durch die Zugabe des jeweils anders wirkenden Medikaments deutlich verbessern, der Abbau von Tophi ging unter der kombinierten Behandlung rascher vonstatten (RUNDLES et al., 1966; KUZELL et al., 1966). Weitere Untersuchungen ergaben jedoch, daß Allopurinol und Urikosurika Interaktionen zeigen. ELION (1966) sowie ELION et al. (1968) wiesen nach, daß Urikosurika die renale Clearance von Oxipurinol, dem wichtigsten Metaboliten des Allopurinol, erhöhen und somit das Ausmaß der Xanthinoxidasehemmung vermindern. Wird Allopurinol gemeinsam mit Probenecid verabreicht, so ist die

104

Plasmahalbwertszeit von Probenecid verlängert (TJANDRAMAGA et al., 1972).

Eine Kombination von 20 mg Benzbromaron und 100 mg Allopurinol erwies sich in klinischen Versuchen bei der Senkung der Serumharnsäurekonzentration einer Einzeldosis von 300 mg Allopurinol als gleichwertig (MATZKIES und BERG, 1974; MERTZ, 1976). Die renale Harnsäureausscheidung war im Vergleich zu den Kontrollwerten nur geringfügig vermindert. Eine fixe Kombination von Allopurinol und Benzbromaron in der oben genannten Relation wurde unter der Vorstellung, daß sich mit niedriger Dosierung zweier Einzelsubstanzen das therapeutische Risiko im Vergleich zur höher dosierten Monosubstanz vermindern ließe, in die Therapie eingeführt.

6.3 Stellenwert verschiedener Methoden der kombinierten Behandlung der Hyperurikämie

Eine purinarme Diät stellt die Basistherapie der Hyperurikämie und Gicht dar. Ein Arzneimittel ersetzt die Diät nicht, sondern ergänzt sie, auch dann, wenn das Arzneimittel allein die Wirkungen der Diät erreichen würde, eine Prämisse, die nur für Allopurinol gilt. Bei der Mehrzahl aller Hyperurikämiker läßt sich zwar die Serumharnsäurekonzentration mit Hilfe alleiniger medikamentöser Behandlung in den Normbereich senken; unter urikosurischer Therapie bleibt jedoch nur bei gleichzeitiger Beachtung von Diätvorschriften eine mehr als vorübergehende Erhöhung der Harnsäureausscheidung im Harn aus. Unter Diät ist grundsätzlich für den gleichen therapeutischen Effekt eine niedrigere Dosis erforderlich.

Als einzige fixe Arzneimittelkombination sind derzeit Präparate im Handel, die 20 mg Benzbromaron und 100 mg Allopurinol enthalten. Beide Substanzen sind in diesem Präparat niedrig dosiert. Die harnsäuresenkende Wirkung der Kombination entspricht derjenigen einer mittleren Dosis der jeweiligen Einzelsubstanz (300 mg Allopurinol, weniger als 100 mg Benzbromaron). Man erreicht somit mit den Einzelsubstanzen die gleiche Wirkung, ohne auch nur annähernd in toxische Dosisbereiche zu kommen.

Im Vergleich zur gleichermaßen wirksamen Dosis von 300 mg Allopurinol ergeben sich für das Kombinationspräparat keine Vorteile. Nur im Vergleich zur rein urikosurischen Behandlung hat das Kombinationspräparat den Vorteil, daß bei Therapieeinleitung keine strengen Vorsichtsmaßnahmen bezüglich Diurese und Harnneutralisation erfor-

Tabelle 17. Vergleichende Untersuchungen unter standardisierten Ernährungsbedingungen über den Einfluß von Allopurinol (100 bzw. 300 mg), Benzbromaron (20 mg) sowie einer Kombination von 20 mg Benzbromaron und 100 mg Allopurinol auf Serumharnsäure und renale Harnsäureausscheidung. Gesunde Versuchspersonen erhielten als Basisdiät jeweils über zwei Wochen eine purinfreie isoenergetische Formeldiät und täglich 2 g Ribonukleinsäure. Nach einer Beobachtungsperiode von sieben Tagen wurden während der zweiten Woche zusätzlich die angegebenen Arzneimittel täglich als orale Einzeldosis verabreicht. Acht Versuchspersonen erhielten dabei sowohl 300 mg Allopurinol als auch die Kombination. Die Gruppen, die 100 mg Allopurinol bzw. 20 mg Benzbromaronum erhielten, sind nur teilweise mit der ersten Gruppe identisch. Den Berechnungen liegen die Werte (Mittelwerte ± SD) im steady state der untersuchten Parameter zugrunde (Tag 6 und 7 bzw. 13 und 14) (LÖFFLER, GRÖBNER, ZÖLLNER, unveröffentlicht)

	Allopurinol 100 mg (n = 6)	Allopurinol 300 mg (n = 8)	Benzbromaron 20 mg (n = 8)	20 mg Benzbromaron + 100 mg Allopurinol (n = 8)
Serumharnsäure				
Kontrolle (mg/dl) vor Medikation	6,8±0,8	7,2±1,1	6,6±1,2	6,9±1,2
Werte unter Medikation (mg/dl)	5,1±0,9	3,9±1,1	4,3±1,3	4,1±1,1
Durchschnittliche Änderung (%)	−25	−46	−35	−41
Renale Harnsäureausscheidung				
Kontrolle (mg/die) vor Medikation	625±75	663±67	630±132	640± 73
Werte unter Medikation (mg/die)	424±82	295±67	639±169	493±102
Durchschnittliche Änderung (%)	−32	−56	+1	−23

derlich sind, da nur geringe Schwankungen der renalen Harnsäureausscheidung beobachtet werden. Das Kombinationspräparat hat den großen Nachteil, daß es zwei verschiedene Substanzen enthält, das Risiko von ernsten toxischen Nebenwirkungen also größer sein dürfte.

ARNTZ et al. (1979) verglichen in einem randomisierten Versuch bei 12 Hyperurikämikern die Kombination von 100 mg Allopurinol und 20 mg Benzbromaron mit der Wirkung der Einzelkomponenten. Entgegen einer häufigen Interpretation dieser Studie beweisen die Ergebnisse, daß die Kombination die Summe der Wirkungen der Einzelkomponenten nicht erreicht. In eigenen Untersuchungen an gesunden Versuchspersonen unter Formeldiätbedingungen konnten wir dieses Ergebnis bestätigen (Tabelle 17). Die erhöhte renale Oxipurinolclearance bei gleichzeitiger Gabe eines Urikosurikums ist somit quantitativ von Bedeutung, die kombinierte Anwendung von Allopurinol und Benzbromaron mit einem Wirkungsverlust verbunden.

Die Kombination eines Urikosurikums mit Allopurinol kann theoretisch erforderlich werden, wenn sich die Serumharnsäurekonzentration bei einem Patienten durch eine Einzelsubstanz in therapeutischen Dosen nicht in den Normalbereich senken läßt. Eine solche Kombination sollte unseres Erachtens nicht angewendet werden, solange nicht die mangelhafte Wirksamkeit der Einzelsubstanz nachgewiesen ist.

Die Kombination von Urikosurikum und Allopurinol kann ebenfalls erforderlich werden, wenn Patienten gleichzeitig mit Arzneimitteln wie 6-Mercaptopurin oder Azathioprin behandelt werden müssen. Diese Arzneimittel werden durch die Xanthinoxidase metabolisiert und erreichen deshalb unter Allopurinoltherapie höhere Serumspiegel. Die Allopurinoldosis muß in diesen Fällen reduziert werden, die Serumharnsäure wird entsprechend weniger gesenkt.

7 Behandlung und Prophylaxe des Gichtanfalls

F.-D. Goebel

Wenn die Diagnose eines akuten Gichtanfalls einmal gestellt ist, gestaltet sich die Therapie einfach. Wahrscheinlich ist keine andere Form einer Arthritis so schnell und sicher zu behandeln wie die Gichtattacke, vorausgesetzt, die Therapie wird frühzeitig eingeleitet. Verschiedene Pharmaka stehen zur Behandlung des Gichtanfalls zur Verfügung (Tabelle 18).

Entscheidend für den Erfolg sind nicht so sehr die Wahl des Medikamentes als vielmehr der Zeitpunkt des Therapiebeginns und die Dosierung. Bereits wenige Stunden Verzögerung der Behandlung führen zu einem verspäteten Wirkungseintritt (WALLACE, 1975).

Ist der Gichtanfall innerhalb von 48 Std. nach Einleitung einer adäquaten Therapie (adäquat sowohl bezüglich der Art des Medikamentes als auch seiner Dosis) nicht abgeklungen oder zumindest wesentlich gebessert, so muß die Diagnose in Frage gestellt oder eine zusätzliche Komplikation, wie z. B. eine Infektion des Gelenkes, vermutet werden. Erst wenn der Gichtanfall mit mehreren Tagen oder sogar mehr als einer Woche Verspätung behandelt wird, finden sich Therapieversager. Erweist sich eines der aufgeführten Medikamente als wirkungslos oder

Tabelle 18. Auswahl von Medikamenten zur Behandlung des akuten Gichtanfalls

chem. Kurzbezeichnung	Beispiel von Handelspräparaten
Kolchizin (oral)	Colchicum dispert
Kolchizin (i. v.)	
Indometacin	Amuno
Phenylbutazon	Butazolidin
Oxyphenbutazon	Tanderil
Acemetacin	Rantudil
Naproxen	Proxen
Fenoprofen	Feprona
Piroxicam	Felden
Kortikosteroide (oral)	Ultralan
Kortikosteroide (i. artic)	Hydrocortison
ACTH	Acethropan
Griseofulvin	Likuden
Vinblastin	Velbe

nicht ausreichend effizient, so sollte ein anderes Präparat gewählt werden, z. B. nach Einsatz des Kolchizins Phenylbutazon. Wenn zwei verschiedene Medikamente versagt haben, ist der Behandlungsversuch mit Kortikosteroiden oder ACTH indiziert, ohne daß diese Mittel jedoch als Präparate der ersten Wahl in der Behandlung des Gichtanfalls oder der chronischen Gicht anzusehen sind.

7.1 Kolchizin

Kolchizin stammt aus der Herbstzeitlose, dem Colchicum autumnale, das zur Gruppe der Liliengewächse gehört (Abb. 41). Extrakte dieser Pflanzen wurden bereits im sechsten Jahrhundert vor Christi zur Behandlung benutzt (HARTUNG, 1953). 1780 führte der französische Offizier Husson die Substanz wieder als Medikament für zahlreiche Krankheiten ein. PELLETIER und CAVENTOU (1820) erkannten, daß das Alkaloid Kolchizin die wirksame Verbindung in der Herbstzeitlose darstellt, und stellten erstmals eine relativ reine Präparation her. Obwohl Kolchizin inzwischen synthetisch hergestellt werden kann, stammen die handelsüblichen Präparate wegen der geringeren Herstellungskosten weiterhin aus Pflanzenextrakten.

7.1.1 Chemische Struktur

Kolchizin hat die Summenformel $C_{22}H_{25}NO_6$. In reiner Form bildet es feine, fast farblose Nadeln. Die chemische Struktur zeichnet sich durch einige Besonderheiten, vor allem ein siebtes Kohlenstoffatom am Ring B und C (Abb. 42) sowie die Tropolonkonfiguration des C-Ringes aus. Durch die Esterbildung der Methoxygruppe am Ring C entsteht eine energetisch begünstigte Konfiguration, die deutlich reaktiver ist als die drei Methoxygruppen am A-Ring. Durch Sonnenlichtexposition entstehen aus Kolchizin drei Photoisomere, Alpha-, Beta- und Gamma-Lumikolchizine. Durch Verlagerung einer Doppelbindung im Ring C werden die tetrazykalischen Stereoisomere Beta- und Gamma-Lumikolchizin gebildet, Alpha-Lumikolchizin ist ein Dimer des Beta-Lumikolchizins (WILDMAN und PURSEY, 1968).
Die Lumikolchizine besitzen weder die antimitotische noch die antiinflammatorische Wirksamkeit des Kolchizins (MALAWISTA et al., 1972).
Mehrere Kolchizinderivate sind auf ihre Wirksamkeit beim Gichtanfall untersucht worden. Während Kolchizid kaum und Kolchizein völlig

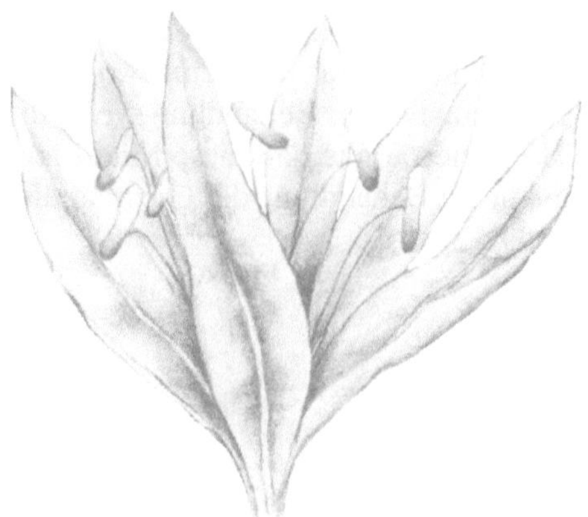

Abb. 41. Colchicum autumnale

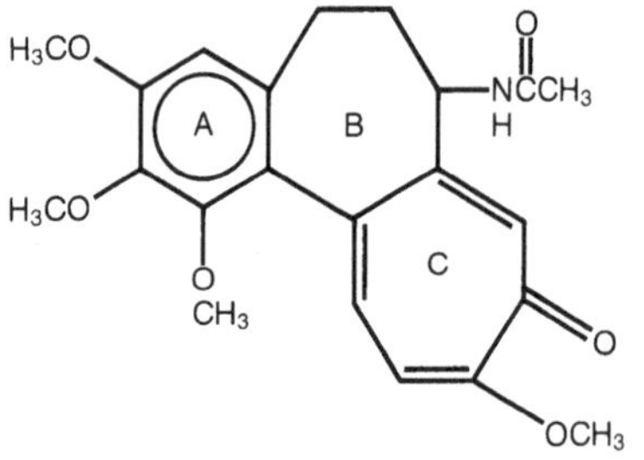

Abb. 42. Strukturformel des Kolchizin

unwirksam sind, erwiesen sich z. B. Desacetylkolchizin und Trimethyl-kolchizinsäure als sehr effektiv. Daraus wurde geschlossen, daß die Tropolon-Konfiguration des C-Ringes notwendig für die Wirksamkeit von Kolchizin bei der Gichtbehandlung ist. Kolchizin ist in verschiedenen Tiermodellen nicht ebenso wirksam wie beim Menschen. So fanden CHANG und MALAWISTA (1976), daß Kolchizin beim Hund erst in sehr hohen Dosen entzündungshemmend wirkt, die gleichzeitig einen drastischen Abfall der peripheren Leukozytenzahl bewirken. Die Dosis zur 70%igen Unterdrückung einer Entzündung verursachte den Tod von $^2/_3$ der Versuchstiere.

7.1.2 Pharmakokinetik

Die Untersuchungen zur Pharmakokinetik des Kolchizins waren außerordentlich schwierig, da brauchbare Methoden zum Nachweis im Serum fehlten. Anfangs entwickelte colorimetrische Verfahren erwie-

110

sen sich als recht unspezifisch. Erst mit der Einführung radioaktiv markierter (^{14}C) Kolchizinmoleküle ließen sich sichere Aussagen machen. Die meisten Studien zum Kolchizinstoffwechsel wurden nach parenteraler Applikation durchgeführt. Nach i. v.-Injektion verschwindet Kolchizin in kürzester Zeit aus dem Plasma und verläßt den Extrazellulärraum in 1–2 Min. Das Verteilungsvolumen für Kolchizin überschreitet das Volumen der Extrazellulärflüssigkeit innerhalb von 30 Min. Die Exkretion erfolgt über die Nieren und den Intestinaltrakt, hier wird Kolchizin zum Teil über die Galle, ein weiterer Teil direkt über die Darmschleimhaut ausgeschieden (WALASZEK et al., 1960).

WALLACE und MITARBEITER (1970) ermittelten bei Normalpersonen eine Plasmahalbwertszeit von 19,3 +/− 7,5 Min. Bei Gichtikern war sie mit 29 +/− 11 Min. deutlich verlängert, bei chronischen Nierenkrankheiten fand sich eine Halbwertszeit von 40 +/− 26 Min. Bei gesunden Personen waren nach 24 Std. erst 9% der applizierten Kolchizinmenge über die Niere ausgeschieden. Metaboliten des Alkaloids mit C^{14}-Markierung konnten im Plasma nicht gefunden werden. Die schnelle Clearance des Kolchizins aus dem Plasma und dem Extrazellulärraum läßt eine rasche intrazelluläre Aufnahme und Bindung vermuten. Als lipidlösliche Substanz kann Kolchizin die Zellmembran leicht passieren. Messungen der Kolchizinkonzentration in Leukozyten zeigten nach 10 Min. eine Maximalkonzentration, die etwa das 10fache der Plasmakonzentration betrug und über 24 Std. gleich blieb. Nach einer einzelnen intravenösen Kolchizingabe konnte die Substanz in langsam abnehmender Konzentration 10 Tage lang in Leukozyten nachgewiesen werden, so daß eine stabile Bindung des Kolchizins an intrazelluläre Strukturen anzunehmen ist.

Nach intraperitonealer Injektion von Kolchizin beim Meerschweinchen wird dieses nach sehr kurzer Zeit über die Galle in den Darm ausgeschieden. Eine Ausscheidung über die Nieren konnte nicht beobachtet werden. In diesen Versuchen wurde die biologische Wirksamkeit des Kolchizins bestimmt. Als Parameter der Effektivität diente der Mitosehemmeffekt von wäßrigen Organextrakten an Fibroblastenkulturen (LETTRE, 1952).

Die Pharmakokinetik des Kolchizins ist auch nach oraler Applikation mit Radioisotopen untersucht worden. Die enterale Resorption ist vollständig, allerdings ist der Ort der Aufnahme noch nicht eindeutig nachgewiesen. Zufuhr größerer Kolchizindosen führt zum Reizzustand von Jejunum und Ileum, über die Galle ausgeschiedenes Kolchizin wird im Darm teilweise reabsorbiert. Der größte Teil der Substanz wird demnach wohl im unteren Jejunum und im oberen Ileum resorbiert (WEBB et al., 1968).

Über den Abbauweg des Kolchizins im menschlichen Körper fehlen

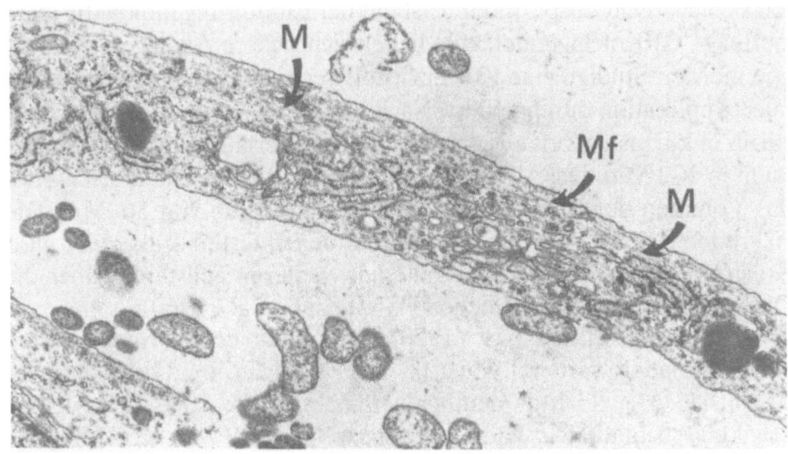

Abb. 43. Mikrofilamente (Mf) und Mikrotubuli (M) einer Zelle aus einer Fibroblasten-
kultur. Elektronenmikroskopische Aufnahme. × 29 400

bisher verläßliche Daten. Mit allen zur Verfügung stehenden Methoden der Kolchizinbestimmung einschließlich der Verwendung radioak-
tiver Isotope ließen sich Metaboliten weder im Plasma noch im Urin
oder in Zellen nachweisen. Lediglich bei in vitro Studien mit Lebermi-
krosomen waren vier Stoffwechselprodukte zu identifizieren. Es kam
zur Demethylierung an den C-Atomen 2, 3 oder 10, wodurch das
unwirksame Kolchizein entsteht. Bei einer weiteren Veränderung wird
der Tropolonring C in einen Benzolring umgewandelt. Unklar ist, weshalb solche Metaboliten in vivo bisher nicht gefunden werden konnten.

7.1.3 Wirkungsmechanismus

Kolchizin wird heute in der Medizin besonders wegen zweier herausra-
gender Eigenschaften angewandt: der Potenz zur Unterdrückung des
Gichtanfalls und der Fähigkeit, die Zellteilung durch Hemmung der
Mitose zu unterbinden. MALAWISTA (1975) hat die Hypothese aufge-
stellt, daß der antiinflammatorische und antimitotische Effekt des Kol-
chizins auf ein gemeinsames Wirkungsprinzip zurückzuführen sind. Die
Hemmung der Mitose erfolgt über die Bindung an die Mikrotubuli der
Zelle. Mikrotubuli sind subzelluläre zylindrische Organellen, die aus
Strukturproteinen bestehen und als feine Fäden von etwa 250 Å Dicke
elektronenmikroskopisch dargestellt werden können (Abb. 43). In der
Zelle erfüllen sie mehrere Funktionen:

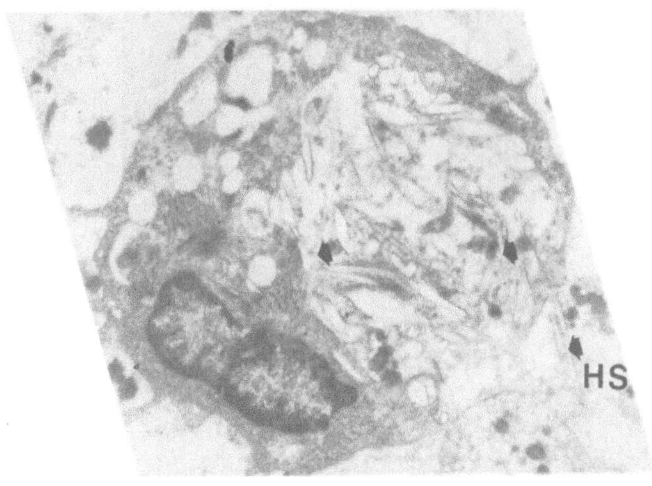

Abb. 44. Phagozytierender Leukozyt im Gelenkpunktat bei einem akuten Gichtanfall. HS = Harnsäurekristalle. Elektronenmikroskopische Aufnahme. × 12 400

1. Sie sind Bestandteil der Kernspindel bei der Zellteilung und sorgen für die Bewegung der Chromosomen.
2. Sie sind wesentlich für den Transport zahlreicher Substanzen durch das Zytoplasma als Diffusionskanäle für Wasser und Metaboliten, möglicherweise auch als aktives Transportsystem.
3. Sie stellen einen Stabilisierungsfaktor als „Zystoskelett" dar.
4. Sie sind an der Phagozytose extrazellulärer Substanzen beteiligt durch die Ausstülpung zytoplasmatischer Fortsätze.
5. Die Bewegung der ganzen Zelle wird durch mikrotubuläre Formveränderungen beeinflußt.

Durch die spezifische Bindung von Kolchizin an die Strukturproteine der Zelle wird die Bildung von Mikrotubuli blockiert, ihr Abbau durch Depolymerisation beschleunigt. Wie in den meisten Zellen des Körpers finden sich die Mikrotubuli auch in den polymorphkernigen Leukozyten, die eine unabdingbare Voraussetzung für die Entstehung eines Gichtanfalls darstellen. Uratkristalle werden von Pseudopodien, d. h. zytoplasmatischen Ausstülpungen der Leukozyten umfaßt und in das Zellinnere in einer phagozytotischen Vakuole – Phagosom – transportiert (Abb. 44). Hier kommen Phagosomen und Lysosomen, die die lysosomalen Enzyme der Leukozyten enthalten, in Kontakt, der zur Ruptur der phagolysosomalen Membran führt. Durch die lysosomalen Enzyme im Zytoplasma werden die Zellen in kürzester Zeit zerstört

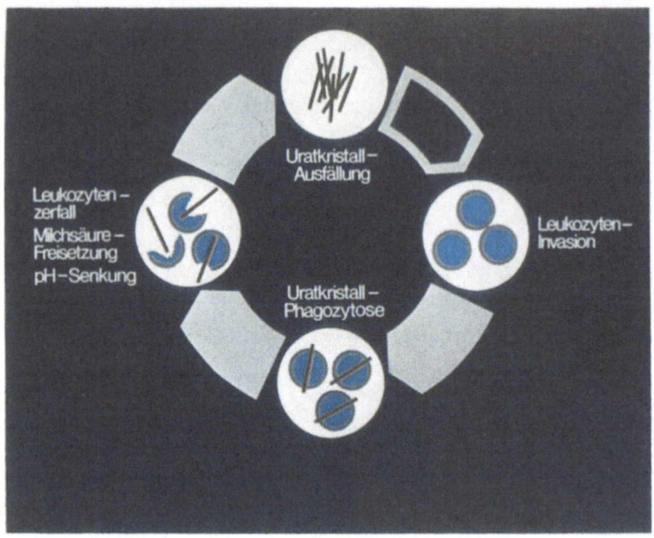

Abb. 45. Schematische Darstellung der Reaktionsfolge des akuten Gichtanfalls

und die Harnsäurekristalle wieder freigesetzt. Gleichzeitig wird der Entzündungsvorgang durch diese Enzyme durch Erhöhung der Kapillarpermeabilität, Histaminfreisetzung aus Mastzellen, Chemotaxis, Mobilisierung weiterer Leukozyten usw. aktiviert (Abb. 45).

Welchen dieser Einzelschritte im Entzündungsablauf das Kolchizin inhibiert, ist noch nicht genau geklärt. Zwar wird die Motilität der Leukozyten durch Kolchizin nachweislich gehemmt, eine Blockierung der Phagozytose von Kristallen erfolgt jedoch nicht. Nach Applikation der Substanz im Gichtanfall sind zahlreiche Uratkristalle in Leukozyten eingeschlossen zu finden. Da aber Mikrotubuli entsprechend der oben genannten intrazellulären Funktionen an mehreren Stellen der Reaktionsfolge beteiligt sind, dürfte der Angriffspunkt des Kolchizins nicht auf die Hemmung eines einzigen Mechanismus beschränkt bleiben.

Es sei hier darauf hingewiesen, daß die Arbeitshypothese eines gemeinsamen antiphlogistischen und antimitotischen Wirkungsprinzips nicht unwidersprochen geblieben ist (WALLACE u. ERTEL, 1978). Einige Derivate des Kolchizins haben eine unterschiedliche entzündungshemmende und antimitotische Potenz. Die Trimethylkolchizinsäure ist in der Anfallsbehandlung zwar sehr wirksam, hat aber keinen Effekt auf die mikrotubulären Proteine und wirkt demnach auch nicht hemmend auf die Mitose. Andererseits hat Desacetamidokolchizin eine starke antimitotische Wirkung ohne wesentlichen antiinflammatorischen Einfluß auf die Uratkristall induzierte Arthritis. Da aber über die Abbauwege aller Kolchizinanaloge kaum etwas bekannt ist, ist nicht auszuschließen, daß metabolische Veränderungen der Strukturen in vivo für ihre unterschiedlichen Wirkungsspektren verantwortlich sind.

In Anbetracht der Tatsache, daß die Funktionen der Mikrotubuli in der Zelle überwiegend mit Hilfe der Kolchizinhemmung analysiert wurden, war es bis heute nicht möglich, eine detaillierte Kenntnis der Einzeleffekte des Kolchizins auf die mikrotubulären Strukturen im Rahmen des Gichtanfalls zu gewinnen. Auch die Frage, ob die Wirkung des Kolchizins im Gichtanfall ausschließlich auf dem Einfluß auf die Mikrotubuli beruht, kann derzeit nicht mit Sicherheit beantwortet werden.

7.1.4 Therapeutische Anwendung

Die klinische Anwendung von Kolchizin geschieht unter drei verschiedenen Gesichtspunkten:
a) Behandlung des akuten Gichtanfalls
b) Prophylaxe eines akuten Gichtanfalls
c) Diagnostisches Kriterium („Kolchizintest")

7.1.4.1 Behandlung des akuten Gichtanfalls

Zur Behandlung des akuten Gichtanfalls kann Kolchizin intravenös oder oral verabfolgt werden, da es prinzipiell gleich wirkt. Üblicherweise wird Kolchizin in Dragees oder Pillen von 0,5 mg in mehreren kleinen Dosen in regelmäßigem Abstand gegeben. Die Verteilung auf Einzeldosen hängt nicht mit der Kontrolle der Gichtattacke selbst zusammen, sondern dient ausschließlich der Vermeidung toxischer Nebeneffekte, besonders auf den Gastrointestinaltrakt. Die Einzeldosis von 0,5 mg (1 Dragee) wird stündlich oder 1,0 mg zweistündlich verabreicht. Die Kolchizinbehandlung wird beendet, wenn eines der drei möglichen Resultate eintritt:
1. Die Schmerzen im betroffenen Gelenk werden wesentlich geringer oder
2. nicht mehr tolerable Nebenwirkungen (Übelkeit, Erbrechen, Diarrhoe) machen sich bemerkbar oder
3. eine Maximaldosis von 8–10 mg ist erreicht, ohne daß einer der beiden ersten Effekte eintritt.

In der Mehrzahl der Fälle treten Nebenwirkungen schon vor Erreichen der Maximaldosis auf. Wir rezeptieren daher routinemäßig gleichzeitig

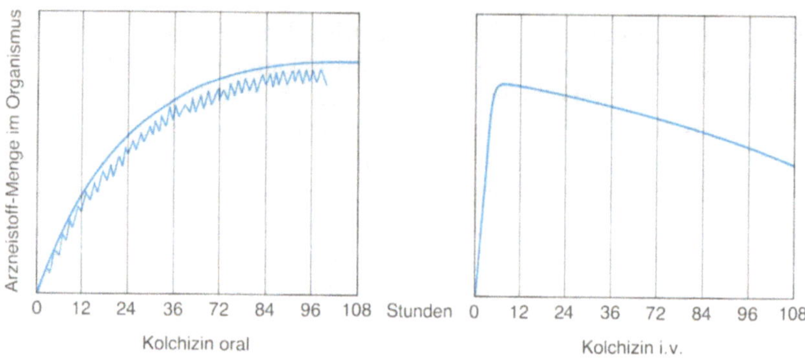

Abb. 46. Intrazelluläre Wirkstoffkonzentration des Kolchizins nach täglicher oraler bzw. einmaliger intravenöser Applikation

mit dem Kolchizin ein Medikament gegen Durchfall. Der therapeutische Effekt des Alkaloids bei oraler Applikation beginnt meist nach 6–10 Std. und ist nach 12–48 Std. vollständig, und zwar um so sicherer und schneller, je früher die Behandlung begonnen wird. Wenn die Dragees innerhalb der ersten Stunden nach Beginn des Anfalls genommen werden, kann ein voller Therapieerfolg in über 90% der Fälle vorausgesagt werden (ZÖLLNER, 1960).

Wenn Kolchizin intravenös verabreicht wird, erzielt man einen gleich guten Effekt, ohne die hohe Inzidenz gravierender intestinaler Nebenwirkungen. Da diese – wenn überhaupt – nur selten oder milde auftreten, kann man die gewünschte therapeutische Dosis mit einer Einzelinjektion geben, zumal nach einer einmaligen intravenösen Applikation bei der langen Halbwertzeit des Kolchizins eine hohe intrazelluläre Konzentration für mehrere Tage besteht (Abb. 46). Eine Einzeldosis von 2–3 mg reicht daher in den meisten Fällen aus, um innerhalb von sechs Stunden die Gichtattacke zu beseitigen. Dauern die Beschwerden weiter an, kann im Abstand von 6 Stunden die Injektion von 1 mg wiederholt werden.

Der entscheidende Nachteil der parenteralen Applikation besteht in lokalen Komplikationen bei paravasaler Injektion. Ausgedehnte schmerzhafte Nekrosen können die Folge sein, so daß Kolchizin nur in 20 ml physiologischer Kochsalzlösung verdünnt in eine große Kubitalvene injiziert werden sollte. Zur Vermeidung mehrerer Injektionen sollte Kolchizin deshalb in einer größeren Dosis von 3 mg appliziert werden. Durch die Verdünnung kann auch das Risiko einer lokalen Phlebitis vermindert werden. Während sehr frühzeitige gastrointestinale Störungen der oralen Therapie ein Indikator für eine echte Überempfindlichkeit gegenüber Kolchizin sein können, äußert sich eine solche bei intravenöser Gabe erst durch bedrohliche Nebenwirkungen, z. B. durch eine Knochenmarksdepression. Glücklicherweise ist eine solche Überempfindlichkeit eine extreme Rarität.

7.1.4.2 Prophylaxe des Gichtanfalls

In den ersten Wochen und sogar Monaten nach Beginn einer harnsäuresenkenden Therapie mit Allopurinol oder Urikosurika können Gichtanfälle auftreten, auch bei solchen Patienten mit chronischer Gicht, die bisher nicht von einer Attacke betroffen waren. Wahrscheinlich ist dies darauf zurückzuführen, daß durch Absenken des Serumharnsäurespiegels unter die Grenze der Harnsäurelöslichkeit von 6,4 mg/dl Kristalle wieder in Lösung gehen und aus gelenknahen Depots herausgelöst werden. Dadurch kommt es in diesen Depots zur Gefügelockerung, so daß der ganze Inhalt von Harnsäurekristallen – besonders bei kleinen Traumen – in das benachbarte Gelenk einbrechen kann. Zur Verhinderung des Gichtanfalls hat sich die prophylaktische Gabe von maximal 1,5 mg Kolchizin/die oral bewährt, auch kleine Dosen von 0,5 oder 1,0 mg täglich sollten wirksam sein. Gastrointestinale Nebenwirkungen sind bei dieser Dosierung auch bei Dauertherapie nicht zu befürchten. Bei einer konsequenten Allopurinoltherapie kann die Anfallsprophylaxe nach spätestens drei Monaten beendet werden.

7.1.4.3 Kolchizinwirkung als diagnostisches Kriterium

Aufgrund der spezifischen Wirkung des Kolchizins beim Gichtanfall ist das Medikament auch als diagnostisches Hilfsmittel bei unklaren Arthritiden empfohlen worden. In fraglichen Fällen sollte aber heute der Nachweis von doppelbrechenden Uratkristallen im Gelenkpunktat geführt werden. Ist dies nicht möglich, etwa weil das befallene Gelenk nicht groß genug für eine Punktion ist oder die Sterilitätsvoraussetzungen für eine Punktion nicht gewährleistet sind, hat der Kolchizineffekt als diagnostisches Kriterium in der Praxis seine Berechtigung. Dies gilt aber nur dann, wenn strenge Maßstäbe an die Beurteilung des therapeutischen Versuchs gestellt werden (WALLACE et al., 1967). Ein positiver Test wurde definiert als 50%ige Verminderung der entzündlichen Erscheinungen (Rötung, Schwellung, Wärme, Schmerz) innerhalb von 24–48 Std., völlige Beseitigung des Anfalls in den folgenden Tagen ohne Rückfall innerhalb der nächsten sieben Tage.
Für diesen Test ist zu bedenken, daß Kolchizin auch bei anderen Formen einer Arthritis wirksam sein kann, z. B. bei der akuten Sarkoidose,

Pseudogicht mit Kalziumpyrophosphatkristallen oder Hydroxyapatit-
arthritis. Auch bei der chronischen Polyarthritis sind Behandlungser-
folge beschrieben worden.

7.1.5 Toxikologie

Etwa 80% der Gichtpatienten, die die Maximaldosis von 8–10 mg/die
erhalten, entwickeln gastrointestinale Symptome wie Übelkeit, Erbrechen und Durchfälle. Diese Beschwerden sind fast immer dosisabhängig und nach Absetzen des Medikamentes in einigen Stunden reversibel.
Gefährdet sind also durch die Diarrhoe nur sehr alte Personen oder
Patienten mit Grundkrankheiten, die einen größeren Flüssigkeitsver-
lust nicht vertragen.
Gravierender ist der supprimierende Effekt des Kolchizins auf die
Hämatopoese im Knochenmark. Anämie, Leukopenie und Thrombo-
penie können isoliert die Folge sein, aber auch Panzytopenien sind
beschrieben. Allerdings sind diese myelosuppressiven Komplikationen
unter Kolchizinbehandlung eine Rarität.
Schwerwiegende Komplikationen wurden von Patienten mitgeteilt, die
hohe Dosen Kolchizin in suizidaler Absicht genommen hatten (GAUL-
TIER et al., 1969). Wenn sie schwerste Durchfälle mit Elektrolytentglei-
sungen und Dehydratation überlebt hatten, kam es zu Verbrauchs-
koagulopathien, Knochenmarksdepressionen, hepatozellulärer Insuffi-
zienz oder zentralnervösen Ausfällen einschließlich Krampfanfällen.
40 mg Kolchizin in einer oralen Einzeldosis sind ausnahmslos tödlich.
Ein spezifisches Antidot gegen Kolchizin ist nicht bekannt. Die Behandlung einer Überdosis ist daher rein symptomatisch. Da Kolchizin
sehr schnell innerhalb der Zelle gebunden wird, haben sich Therapie-
versuche mit Hämodialyse oder Austauschtransfusionen als wirkungslos erwiesen.
Weniger deletäre Nebenwirkungen des Kolchizins bestehen aus Haar-
ausfall, Resorptionsstörungen für Vitamin B 12, auch die D-Xylosere-
sorption kann als Hinweis auf ein Malabsorptionssyndrom gestört sein.
Da die Nebenwirkungen einer Kolchizintherapie im allgemeinen – von
sehr seltenen Fällen einer echten Überempfindlichkeit abgesehen –
dosisabhängig sind, sollten Patienten, insbesondere dann, wenn erste,
unerwünschte Symptome auftreten, sorgfältig überwacht werden. Nebenwirkungen treten zwar häufig auf und sind subjektiv auch sehr
beeinträchtigend, bei richtiger Behandlung jedoch nicht bedrohlich. In
der sehr langen Geschichte der Kolchizinanwendung hat sich die Substanz als außerordentlich wirksam, zuverlässig und ungefährlich erwiesen.

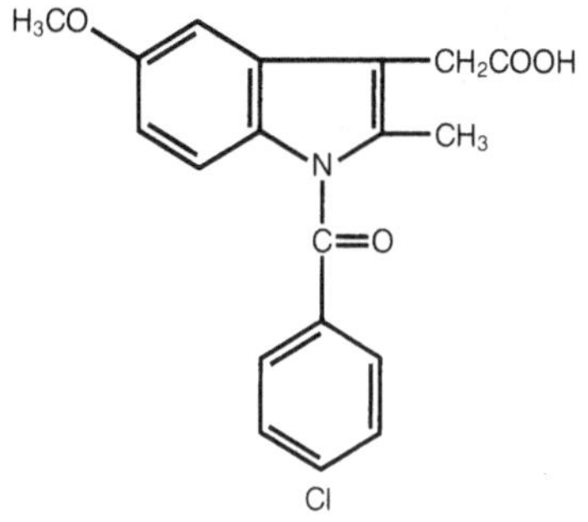

The figure shows the structural formula of Indometacin.

Abb. 47. Strukturformel des Indometacin

7.2 Indometacin

Indometacin ist eine schwache organische Säure, die bei der Suche nach serotoninähnlichen Verbindungen mit entzündungshemmender Wirkung entdeckt wurde. Es hat die Summenformel $C_{19}H_{16}NO_4Cl$, das Molekulargewicht beträgt 358 (Abb. 47). Haltbare, wäßrige Lösungen zur Injektion sind nicht im Handel, da die Substanz in alkalischer Lösung zwischen p-Chlorbenzoesäure und Indol-N hydrolysiert und damit inaktiviert wird.

7.2.1 Pharmakokinetik

Nach oraler Applikation wird das Medikament rasch resorbiert, der maximale Plasmaspiegel wird nach etwa einer Stunde erreicht. Noch schneller erfolgt die Resorption nach rektaler Gabe in Zäpfchenform. Die biologische Halbwertzeit im Plasma beträgt etwa zwei Stunden. Indometacin wird von den mikrosomalen Enzymen der Leber demethyliert und in der Niere deazyliert (DUGGAN et al., 1972). Die Metaboliten haben keine antiinflammatorische Wirkung mehr. Innerhalb von 24 Std. werden 42% des Indometacins in glukuronidierter Form über die Nieren, weitere 20% über den Darm ausgeschieden. Die Indometacinclearance ist größer als die glomeruläre Filtrationsrate. Die Ausscheidung erfolgt durch aktive tubuläre Sekretion, die durch Probenecid gehemmt werden kann.

7.2.2 Wirkungsmechanismus

Indometacin hat entzündungshemmende, antiphlogistische und analgetische Effekte beim Menschen. Schmerzlindernd wirkt es allerdings nur, wenn die Schmerzen durch eine Entzündung verursacht sind. Die antiinflammatorische Wirkung wird teilweise auf die Hemmung der Prostaglandinsynthetase zurückgeführt (FLOWER, 1974), nach Gabe von 200 mg Indometacin fand sich eine Hemmung der Prostaglandinsynthese um 85%. Weitere entzündungshemmende Effekte bestehen in der Inhibition von Chemotaxis und Phagozytose der Leukozyten und anderer mononukleärer Zellen, Stabilisierung der lysosomalen Membranen sowie Reduktion der Kininogenspiegel in der Synovialflüssigkeit. Im einzelnen sind die verschiedenen Mechanismen bei der Beseitigung des Gichtanfalls noch nicht aufgeklärt. Eine unmittelbare Wirkung auf den Plasmaharnsäurespiegel konnte ausgeschlossen werden.

7.2.3 Klinische Anwendung

Die Potenz des Indometacins in der Behandlung des Gichtanfalls ist inzwischen unbestritten und erreicht ähnliche Erfolgsquoten wie das Kolchizin. In hohen Dosen von 600–800 mg am ersten Tag oral appliziert kommt es bereits innerhalb von 2–4 Std. zur deutlichen Besserung, allerdings ebenfalls zu den häufigen gastrointestinalen und zentralnervösen Nebenwirkungen. In Dosen von 150–200 mg/die hatten nach O'BRIEN (1968) 60–70% der behandelten Patienten unter zwar ungefährlichen, aber außerordentlich lästigen gastrointestinalen und zerebralen Nebenwirkungen zu leiden. Als Dosierungsrichtlinie empfiehlt sich eine Anfangsdosis von 100 mg, danach alle 6 Std. weitere 50 mg bis zu einer Höchstdosis von 400 mg am ersten Tag.

7.2.4 Toxizität

Etwa 35–50% der Patienten, die Indometacin in der üblichen therapeutischen Dosis erhalten, klagen über Nebenwirkungen, bei etwa 20% muß die Behandlung abgebrochen werden. Die Nebenwirkungen beziehen sich in erster Linie auf den Gastrointestinaltrakt und das Zentralnervensystem. Übelkeit, Erbrechen, Magenschmerzen, vor allem aber Ulzera werden beobachtet. Okkulte, aber auch massive Blutungen können auftreten. Die ulzerogene Wirkung ist allen Antiphlogistika gemeinsam. Eine vermehrte Salzsäureproduktion unter dem Einfluß dieser Substanzen im Magen ist nicht nachgewiesen worden. Möglicherweise wirkt Indometacin zytostatisch über eine Mitosehemmung. Unmittelbarer Kontakt des Medikaments mit der Magenschleimhaut ist nicht Voraussetzung für die Entstehung von Ulzera, denn auch nach rektaler Applikation sind Geschwüre beobachtet worden. Da es nach Indometacingabe zu einer Verminderung der Magenschleimsekretion

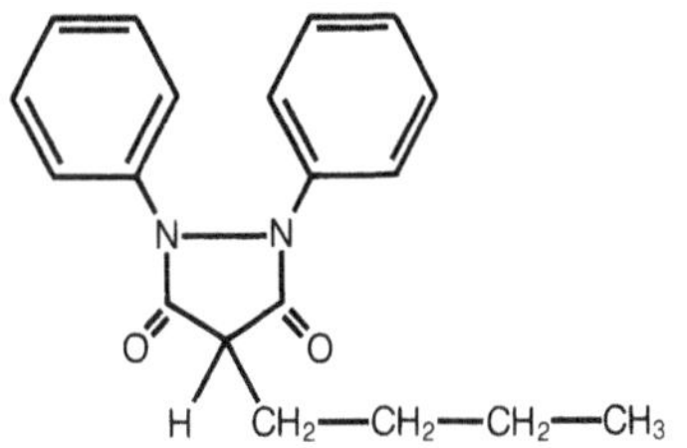

Abb. 48. Strukturformel des Phenylbutazon

kommt, könnte hier zu der systemischen noch eine lokale Wirkung zur Entstehung der Ulzera kommen.

Besonders unangenehm sind die zentralnervösen Störungen wie Schwindel, Kopfschmerz, Konzentrationsschwäche und Benommenheit. Diese sind dosisabhängig und nach Absetzen des Medikamentes vollkommen reversibel. Die Salzretention unter Indometacin kann zu Ödemen und Hypertonie bei prädisponierten Patienten führen. Schwerwiegende Komplikationen wie Nieren-, Leber- und Knochenmarksschädigungen sind außerordentlich selten und treten im allgemeinen erst nach sehr langer Behandlungszeit auf.

7.3 Phenylbutazon

Phenylbutazon ist ein Pyrazolonderivat mit antiinflammatorischer, analgetischer, antipyretischer und – anders als Kolchizin und Indometacin – urikosurischer Aktivität. Es hat die Summenformel $C_{19}H_{20}O_2N_2$ mit einem Molekulargewicht von 308 (Abb. 48). In schwach saurem Puffer ist die Substanz gut löslich und daher auch zur parenteralen Verabreichung geeignet.

Ein Metabolit des Phenylbutazons, das Oxyphenbutazon, ist eine potente, entzündungshemmende Substanz ohne Wirkung auf die renale Harnsäureausscheidung. Ein zweiter Metabolit mit einer Hydroxylgruppe an der Butylseitenkette ist als Urikosurikum wirksam, hat jedoch keinen antiphlogistischen Effekt mehr. Das Sulfoxydderivat dieses Metaboliten – das Sulfinpyrazon – ist als urikosurisches Medikament im Handel.

7.3.1 Pharmakokinetik

Phenylbutazon wird im Magen-Darm-Kanal rasch resorbiert und erreicht den höchsten Plasmaspiegel nach 2 Std. Durch Antacida wird die Magenresorption deutlich verzögert. Nach i. m.-Injektion wird es we-

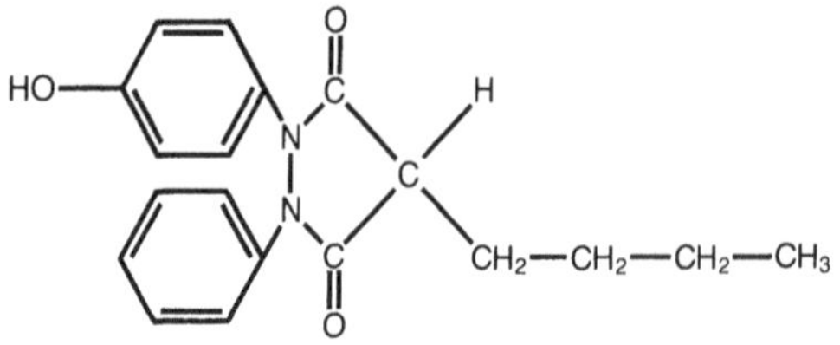

Abb. 49. Strukturformel des Oxyphenbutazon (Metabolit I des Phenylbutazon)

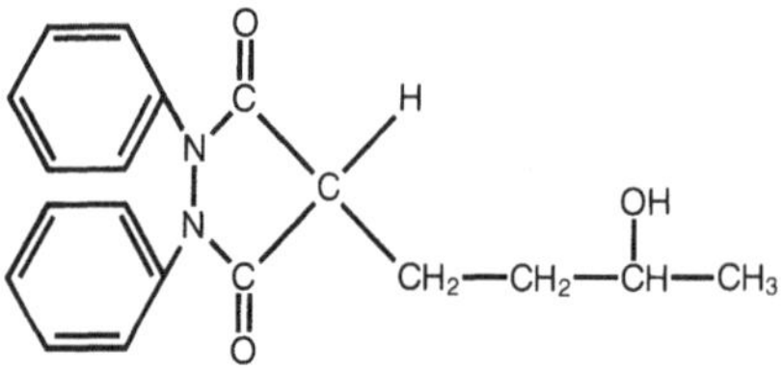

Abb. 50. Strukturformel des Hydroxyphenbutazon (Metabolit II des Phenylbutazon)

sentlich langsamer resorbiert, mit Plasmaspitzen nach etwa acht Stunden. Bei der langen Plasmahalbwertzeit von 1–3 Tagen besteht die Gefahr einer Kumulation. Bei den üblichen therapeutischen Dosen sind etwa 80% an Plasmaproteine gebunden. Bei höheren Dosen als 600 mg/die wird die Sättigung der Proteinbindung überschritten, die ungebundene Substanz wird rasch metabolisiert durch das mikrosomale System der Leber. Dementsprechend ist die Halbwertzeit der Leberkrankheiten deutlich verlängert.

Etwa 4% der Substanz werden zu Oxyphenbutazon (Abb. 49), 15% zu Hydroxyphenbutazon (Abb. 50) umgewandelt. Weder im Urin noch im Stuhl wird Phenylbutazon unverändert ausgeschieden, mehr als 50% werden als Glukuronid renal eliminiert.

7.3.2 Klinische Anwendung

Sowohl Phenylbutazon wie auch Oxyphenbutazon sind sehr potente Medikamente zur Behandlung des akuten Gichtanfalls, möglicherweise noch effektiver als Kolchizin. Dagegen sind sie weniger spezifisch, sie wirken auch bei vielen anderen Formen der Arthritis. Die optimale Dosis beträgt 1×600 mg/die oder 3×200 mg/die, höhere Dosen führen nicht zu wesentlich höheren Plasmaspiegeln, da die Bindungskapazität der Plasmaproteine für Phenylbutazon erschöpft ist. Die durchschnittliche Behandlungsdauer beträgt 3–5 Tage. Keine Unterschiede

Tabelle 19. Auswahl von Arzneimitteln, deren Wirkung durch Phenylbutazon beeinflußt wird

verstärkte Wirkung von	verminderte Wirkung von
Sulfonylharnstoffe	Phenobarbital
Sulfonamide	Diphenylhydantoin
Antikoagulantien	Digitoxin
	Chloralhydrat
	Meprobamat
	Chlordiazepoxyd
	Chlorpromazin
	Tolbutamid

im Hinblick auf Erfolgsquote und Risiko von Nebenwirkungen bestehen zwischen Phenylbutazon und Oxyphenbutazon.

Beide Substanzen sind inzwischen klassische Beispiele für Interaktionen gleichzeitig verordneter Medikamente (Tab. 19). Sie verstärken die Metabolisierung zahlreicher anderer lipophiler Substanzen durch Aktivierung microsomaler Enzyme in der Leber, die den Abbau der Arzneimittel katalysieren. Die Wirkung solcher Medikamente läßt bei gleichzeitiger Phenylbutazongabe nach. Dementsprechend ist mit toxischen Reaktionen zu rechnen, wenn die Wirkspiegel unter Phenylbutazon angepaßt sind und dieses Präparat abgesetzt oder vom Patienten nicht mehr eingenommen wird.

Andererseits kann Phenylbutazon die Effekte von Warfarin, Cumarinen, Sulfonylharnstoffen oder Sulfonamiden verstärken. Die Halbwertzeit des Phenylbutazons seinerseits wird durch Phenobarbital durch Enzyminduktion erheblich verkürzt. Da Gichtpatienten sehr häufig auch andere Medikamente einnehmen, sei auf die gegenseitige Beeinflussung verschiedener Substanzen dringend hingewiesen.

7.3.3 Toxizität

Auch bei Verordnung von Phenylbutazon ist mit gastrointestinalen Nebenwirkungen wie Übelkeit, Erbrechen und epigastrischen Schmerzen zu rechnen. Die ulzerogene Wirkung wurde bereits erwähnt. MAUER (1955) fand bei 4 000 Patienten – allerdings bei Langzeitbehandlung – bei mehr als 10% solche gastrointestinalen Symptome, Ödeme und cardiale Dekompensation durch Salz- und Wasserretention bei 9% und allergische Exantheme bei 5%. Als schwerste Reaktion wurden Einzelfälle von toxischer Hepatitis und Agranulozytose beschrieben. Da Phenylbutazon zur Behandlung des Gichtanfalls nicht länger als 5 Tage gegeben wird, ist an gravierenden Nebenwirkungen zuerst mit der Verschlimmerung einer bereits vorhandenen Herzinsuffizienz zu rechnen. Da das Plasmavolumen in Einzelfällen bis zu 50% erhöht werden kann, ist besondere Vorsicht bei Patienten mit noch ausreichender Ventrikelfunktion geboten, bei denen aber eine Dekompensation z. B. durch schwere Hypertonie oder Koronarsklerose mit diffusem Myokardschaden droht. Tatsächlich sind in der Literatur mehrere Fälle von Lungenödemen nach Applikation von Phenylbutazon beschrieben. Darüber hinaus kann es zu einer Aktivierung eines bereits bestehenden Ulkus-Leidens kommen.

7.4 Andere Medikamente

Alle in Tabelle 18 erwähnten Medikamente sind zur Behandlung des Gichtanfalls herangezogen worden und haben sich als mehr oder weniger wirksam erwiesen. Die zur Gruppe der sogenannten Antirheumatika gezählten Substanzen wirken prinzipiell antiphlogistisch, analgetisch und antiinflammatorisch, wobei die Akzente der einzelnen Stoffe unterschiedlich sein können.
Griseofulvin und Vinblastin sind zwar ebenfalls wirksam, haben aber in der Behandlung der Gichtattacke keine Bedeutung. Kortikosteroide, sei es systematisch oder lokal appliziert, sowie ACTH sollten erst dann eingesetzt werden, wenn die Beseitigung des Anfalls mit den erstgenannten Medikamenten nicht gelungen ist. Prinzipiell ist die Wirkung der Steroide und des ACTH gleich, vorausgesetzt, die Nebennierenrinde funktioniert normal. Eine ausschleichende Behandlung mit Steroiden ist nach 1–2 tägiger Therapie nicht notwendig, da die Nebennierenrinde nach so kurzer Zeit nicht atrophiert ist. Grundsätzlich sollte bei der Wahl des Medikamentes zwischen Kolchizin, Indometacin und Phenylbutazon bzw. Oxyphenbutazon entschieden werden. Zahlreiche Meinungsäußerungen liegen vor, die zur Präferenz unter den drei Substanzen Stellung nehmen, ohne daß entscheidende Vorzüge hinsichtlich Wirksamkeit und Nebenwirkungsrate für eine der Substanzen gefunden werden konnten. Wir empfehlen bei neuen Fällen Kolchizin, ansonsten eine Auswahl unter besonderer Berücksichtigung der Nebenwirkungen.

7.5 Weitere Maßnahmen

Der Patient sollte zur Alkoholabstinenz, ausreichenden Flüssigkeitszufuhr und Vermeidung exzessiver Purinzufuhr angehalten werden. Dies trägt allerdings nicht zur Beseitigung eines bestehenden Anfalls bei, sondern verhindert weitere Attacken. Ermahnungen zur Schonung des betroffenen Gelenkes sind nicht erforderlich, der Patient stellt das Gelenk wegen der Stärke der Schmerzen von selbst ruhig.
Die Therapie des Gichtanfalls stellt für den Arzt eine leicht zu erfüllende Aufgabe dar, vorausgesetzt die Diagnose ist richtig und das entsprechende Medikament wird rechtzeitig verordnet. Der eindrucksvolle Behandlungserfolg, oft schon nach wenigen Stunden, kann den Arzt in die Lage versetzen, mit Autorität den Patienten für die weitere medikamentöse Dauerbehandlung der Gicht zu gewinnen.

8 Therapie und Prophylaxe der Nephrolithiasis bei der Gicht

R. Hartung

8.1 Einleitung

Wird bei einem Gichtpatienten ein Stein in den oberen Harnwegen nachgewiesen, so hängt die Indikation zu notwendigen allgemeinen oder speziellen therapeutischen Maßnahmen von folgenden Befunden ab:

1. Von der Steinart (kalkhaltig – schattengebend, Harnsäurestein – nicht schattengebend),
2. von der Größe des Steines,
3. von der durch ihn verursachten Symptomatik (rezidivierende Koliken, persistierender Flankenschmerz),
4. vom Grad der Obstruktion, die ein Stein in den ableitenden Harnwegen verursachen kann,
5. von seiner Lage im Nierenbecken oder Harnleiter.

8.2 Der Harnsäurestein

8.2.1 Der nicht obstruierende Harnsäurestein

Hat sich aus der Röntgendiagnostik korrespondierend mit vergleichender Ultraschalldiagnostik und aus den Befunden der Harnuntersuchung (pH unter 5,4- Harnsäurekristalle) der Hinweis auf einen Harnsäurestein bei der Gicht ergeben, so ist in allen Fällen mit erhaltener Ausscheidungsfunktion der Niere und fehlender steinbedingter Obstruktion, unabhängig von der Steingröße, eine konservative Chemolitholyse-Therapie gerechtfertigt. Bei einer noch ausreichenden Nierenfunktion (GFR über 25 ml/min) kann bei richtig durchgeführter Therapie in fast allen Fällen eine medikamentöse Steinauflösung erzielt werden.

126

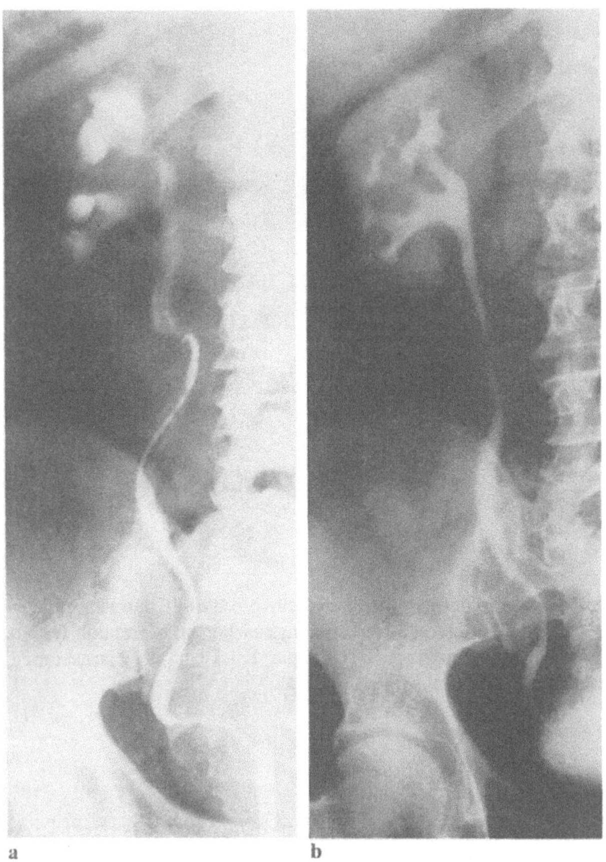

Abb. 51. a Ausscheidungsurogramm: Kontrastmittelaussparung im re. Nierenhohlsystem, Dilatation der Nierenkelche, **b** Zustand nach 3monatiger Chemolitholyse-Therapie, kein Konkrementnachweis mehr, Rückgang der Weitstellung im Nierenhohlsystem

8.2.1.1 Therapie – Allgemeine Maßnahmen

Diät. Diätetisch sollte auf die Einschränkung der Eiweißaufnahme auf täglich 80 g sowie auf die Einschränkung purinreicher Nahrungsmittel (nicht mehr als 200 mg/die) geachtet werden. Hier kann den Diätempfehlungen der Therapie der Gicht gefolgt werden.
Flüssigkeitszufuhr. Zur Herabsetzung der Harnsäurekonzentration im Urin sollte auf eine tägliche Harnausscheidung von 1,5–2 l geachtet werden. Als Flüssigkeiten empfehlen sich Fruchtsäfte, verdünnte Gemüsesäfte, Kräutertees sowie kalziumarme Mineralwässer.

127

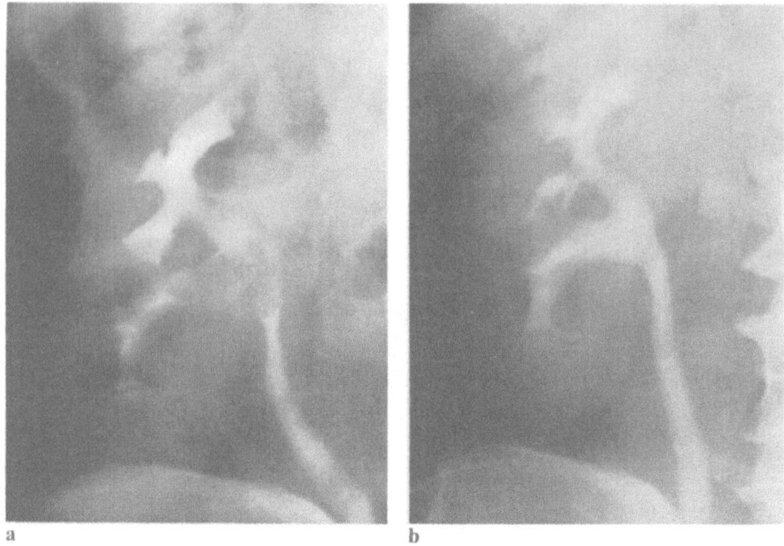

Abb. 52. *Links:* Ureteropyelographie bei Harnsäuresteinverschluß. Kontrastmittelaussparungen im oberen Harnleiterdrittel, deutliche Stauungszeichen im Nierenhohlsystem. *Rechts:* Zustand nach 14tägiger Chemolitholyse-Therapie, Rückgang der Harnstauung, freier Abfluß zur Blase

8.2.1.2 Therapie – Spezielle Maßnahmen

Medikation. Die Neutralisierung mit dem Ziel einer verbesserten Löslichkeit der Harnsäure ist hier entscheidend. Die kontrollierte Zufuhr eines Kalium-Natrium-Zitratgemisches (Uralyt-U) bei permanenter Urin-pH-Kontrolle durch den Patienten selbst und eine Einstellung des Urin-pH's auf Werte zwischen 6,4 und 6,8 verhindert nicht nur eine weitere Harnsäuresteinbildung, sondern führt auch zur Auflösung vorhandener Steine. Diese Medikation ist zunächst bis zur nachgewiesenen vollständigen Steinlyse (Röntgen, Ultraschall) beizubehalten und sollte dann intermittierend für eine Woche/Monat durchgeführt werden. Eine Kontraindikation besteht nur bei gleichzeitig vorliegenden Harnwegsinfekten mit bereits alkalischem Urin (Gefahr der Phosphatpräzipitation oder Phosphatsteinbildung) sowie bei schwerer, dekompensierter Nieren- und Herzinsuffizienz, da bei dieser Medikation hohe Natrium- und Kaliummengen (1 g Natrium und 1,7 g Kalium) zugeführt werden. Bei konsequent eingehaltener Harnneutralisierung und Diureseförderung können ⁴/₅ aller Harnsäuresteine konservativ aufgelöst werden (BIBUS, 1968; KOLLE, 1967; KOLLWITZ, 1966). Bei über die Norm erhöhten Harnsäurespiegeln im Serum und/

128

oder Harn ist die gleichzeitige Verabreichung eines Xanthinoxydase-hemmers (Allopurinol) angezeigt. Die Dosierung von 200–400 mg/die ist in der Regel ausreichend, um eine Senkung der Serumharnsäure auf unter 5 mg/dl zu erreichen.

Der Einsatz von Urikosurika zur Therapie erhöhter Harnsäurespiegel ist bei bekannter Harnsteinanamnese sowie zur Steinlyse und zur Prophylaxe nicht zu empfehlen, da die gleichzeitig zur gesteigerten Harnausscheidung erforderliche hohe Flüssigkeitszufuhr sowie die Neutralisierung des Harns konsequenter gefördert werden müssen als dies bei der urikostatisch ausgerichteten wirksamen Medikation mit Allopurinol notwendig ist. Da diese streng einzuhaltenden notwendigen Zusatzmaßnahmen von Patienten oft vernachlässigt und beim Vorliegen zusätzlicher Erkrankungen (z. B. Herzinsuffizienz) nicht eingehalten werden, besteht die Gefahr einer erneuten Steinbildung unter der medikamentös provozierten, verstärkten Harnsäureausscheidung. Steinbildungen unter urikosurisch wirksamer Medikation sind bekannt (SAMBERGER et al., 1979).

8.2.2 Der obstruierende Harnsäurestein

Handelt es sich um eine postrenale Obstruktion mit starker Stauung und erkennbarer Funktionseinschränkung der betroffenen Niere oder um eine röntgenologisch schon stumme Niere, so sollte hier eine rasche Entlastung der Niere durch Beseitigung oder Umgehung der Obstruktion angestrebt werden.

8.2.2.1 Therapie

Instrumentell. Zunächst ist die Sondierung des Harnleiters mit einem Ureterkatheter bei gleichzeitig beginnender medikamentöser Therapie angezeigt. Gelingt dies nicht, so ist die Anlage einer unter Ultraschall und Röntgenkontrolle orientierten perkutanen Punktionsfistel empfohlen. Gelingen die Harnleitersondierung oder die perkutane Punktion der Niere nicht, so sollte auch beim theoretisch lysierbaren Harnstein ohne Verzug die operative Steinentfernung angestrebt werden.

Beim harnsäuresteinbedingten postrenalen Verschluß der Einzelniere muß akut eine gute Drainage auf eine der beiden oben geschilderten Arten gelingen. Ist dies nicht der Fall, so sollte hier immer operiert werden, da die Gefahr der Urosepsis besonders hoch ist.

Medikamentöse Zusatzbehandlung. Gelingt eine gute Drainage über die Harnleitersondierung oder eine perkutane Punktionsfistel, so sind folgende Zusatzmaßnahmen angezeigt:
1. Neutralisierung des Harns
2. Reichliche Flüssigkeitszufuhr
3. Antibiotikaprophylaxe
Der gewünschte Therapieerfolg wird nach 10–14 Tagen Therapie durch Röntgenkontrolle geprüft.

8.2.3 Die bilaterale Harnsäuresteinverstopfung

Hier genügt es, zunächst eine Seite durch Sondierung oder Punktion gut zu drainieren und die medikamentöse Steinlysebehandlung zu beginnen. In den meisten Fällen kommt es unter der Alkalitherapie auch zu einer Lyse der Harnsäuresteine auf der anderen Seite, wenn auch nur eine geringe Harnausscheidung vorhanden ist.

8.2.4 Kontrolle der Lysetherapie

Beim großen nicht schattengebenden Konkrement im Nierenbecken kann unter Ultraschallkontrolle die Verkleinerung des Steines beobachtet werden. In 8wöchigen Abständen sind Röntgenkontrollen gerechtfertigt.

8.3 Der kalziumhaltige Stein

Hat sich in der Röntgendiagnostik ein schattengebendes Konkrement im Bereich der ableitenden Harnwege gezeigt, so handelt es sich um einen kalziumhaltigen Stein, für den es beim heutigen Stand der medikamentösen Therapie noch keine sichere Chemolitholysebehandlung gibt. Hier orientieren Lage und Größe des Steins darüber, ob ein abwartendes Verhalten ohne therapeutische Maßnahmen angezeigt ist, ob Maßnahmen zur Erreichung eines spontanen Steinabganges durchgeführt werden müssen oder ob eine Indikation zu einer operativen Steinentfernung besteht.

8.3.1 Der kleine asymptomatische Stein ohne Harnstauung

Bei einem kleinen Stein, bis etwa Erbsengröße, der in einem Kelch liegt, keine Schmerzen verursacht, keinen Infekt unterhält, keine Blutung provoziert und keine Harnstauung bedingt, insgesamt also ein

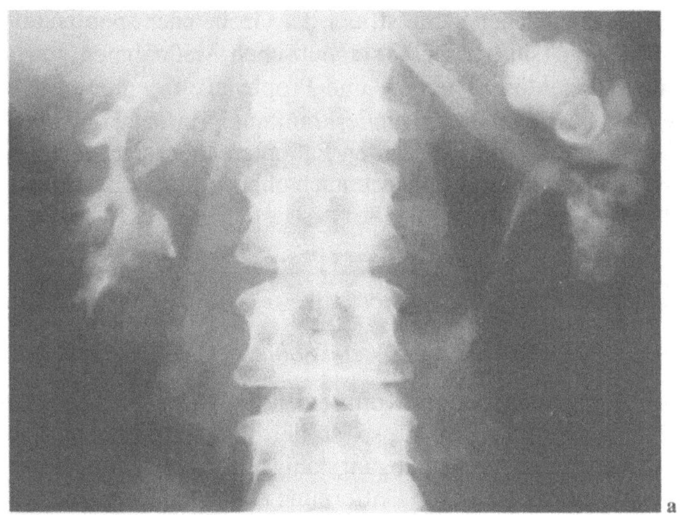

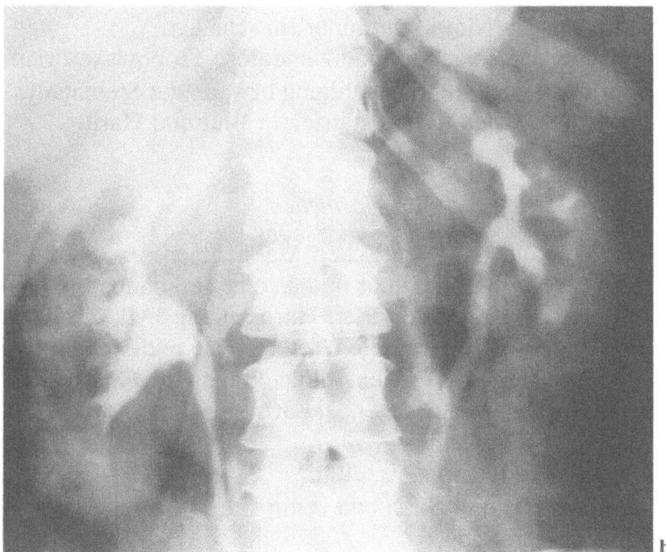

Abb. 53. a Ausscheidungsurogramm: Unauffälliges Nierenhohlsystem re. *Links:* Multiple Kontrastmittelaussparungen mit Verklumpung des Nierenbeckenkelchsystems, **b** Unauffälliges Nierenhohlsystem rechts. *Links:* Zustand nach 14tägiger Chemolitholyse-Therapie, röntgenologisch kein Steinnachweis mehr, Rückgang der Stauungszeichen

ruhender asymptomatischer Stein ist, der der Größe nach spontan abgangsfähig erscheint, sind keine therapeutischen Maßnahmen angezeigt. Die medikamentöse Therapie und Prophylaxe orientieren sich hier an den Gegebenheiten der Grunderkrankung, Verlaufskontrollen sind aber auch beim asymptomatischen Patienten angezeigt, ob es zu einem Steinwachstum kommt und sich auch ohne klinische Beschwerden eine Harnstauung entwickelt.

8.3.2 Der obstruierende Stein

8.3.2.1 Der obstruierende Stein im Nierenhohlsystem

Wird durch ein schattengebendes Konkrement im Nierenbecken eine erhebliche Harnstauung verursacht, so ist hier ohne Rücksicht auf die Größe oder fragliche spontane Abgangsfähigkeit des Konkrementes die Indikation zu einer operativen Entfernung zu stellen. Dies gilt auch für klinisch stumme Nierenbecken- und Nierenbeckenkelchausgußsteine, da aus Langzeituntersuchungen bekannt ist, daß eine Persistenz solcher Konkremente die Niere kontinuierlich schädigt.
Die nach der Operation folgende medikamentöse Prophylaxe orientiert sich wiederum an der Grunderkrankung bzw. an der Steinanalyse und den Spiegeln steinbildender Substanzen in Blut und Harn.

8.3.2.2 Der obstruierende Stein im Harnleiter

Hier orientieren sich die therapeutischen Maßnahmen am Grad der Harnstauung, an der Größe des Steins und an einer erkennbaren Tendenz zum spontanen Abgang. Bei starker Harnstauung, evtl. mit Flankenschmerz und Fieber, ist die baldige Ureterotomie und Steinentfernung angezeigt. Beim Harnleiterstein ohne komplette Obstruktion kann die Spontanaustreibung unter Zusatzmaßnahmen betrieben werden:
1. Allgemein: reichliche Flüssigkeitszufuhr
2. Speziell: Spasmolyse durch Buscopan comp. Supp. Antiphlogistikabehandlung (Voltaren Supp.)
Bei Verlaufskontrolle der Symptomatik und dem Grad der Harnstauung kann hier der spontane Steinabgang abgewartet werden, im Einzelfall ist bei ausbleibendem Abgang zu Operation oder Schlingenextraktion zu entscheiden.
Befindet sich ein der Größe nach spontan abgangsfähig erscheinendes Konkrement in der distalen Harnleiterhälfte, das keine Tendenz zum Tiefertreten zeigt und eine mittelgradige Harnstauung unterhält, so kann hier die Indikation zum Versuch einer Schlingenextraktion gege-

ben sein. Die am Stein vorbeigeschobene Zeiss'sche Schlinge, die über ihm geschlossen wird, verweilt im Harnleiter und soll durch ihr Eigengewicht mit dem Stein im Schlingenkopf tiefer treten. Gleichzeitig wird durch die eingelegte Schlinge eine Harndrainage an der Schlinge entlang gewährleistet.

8.4 Prophylaxe

8.4.1 Prophylaxe beim Harnsäurestein

Nach beendeter Lysetherapie oder nach operativer Steinentfernung ist bei hohen Harnsäurespiegeln die Medikation von Allopurinol bei wiederholter Kontrolle der Harnsäure angezeigt.

Bei rezidivierenden Harnsäuresteinbildnern ist zu empfehlen, alle 4 Wochen über die Zeit von 1 Woche den Harn mit Uralyt-U zu neutralisieren, ausgehend von der Annahme, daß sich kleine zwischenzeitlich gebildete Konkremente bei der Neutralisation des Harns wieder auflösen. Besonders mit der Einhaltung der Intervalltherapie haben wir eine gute Erfahrung gemacht. Bei Nichteinhaltung der Therapie waren oft häufige Rezidive nicht zu vermeiden. Diätetische Maßnahmen folgen den Empfehlungen der Gichtbehandlung, $^1/_2$jährliche Kontrollen des Harns sowie der Harnsäure in Serum und Urin sind empfohlen.

8.4.2 Prophylaxe beim kalziumhaltigen Stein

Bei erhöhten Harnsäurespiegeln im Serum und/oder Harn wird wie bei 8.4.1 verfahren. Die Vorteile einer Rezidivprophylaxe auch des kalziumhaltigen Steins durch medikamentöse Senkung der Harnsäure gelten als gesichert (HARTUNG, 1975; COE, 1978; ROBERTSON, 1976). Grundsätzlich sollte aber beim kalziumhaltigen Stein nach erhöhten Kalziumwerten im Serum und Harn gesucht werden; ggf. ist die Art der Hyperkalziämie nach ihrer Ursache zu klären, (Teste nach PAK zur Klassifizierung in absorptive Hyperkalzurie, renale Hyperkalzurie und resorptive Hyperkalzurie bei primärem Hyperparathyreoidismus).
Je nach Art der festgestellten Hyperkalzurie ist die Medikation von Thiaziden (absorptive und renale Hyperkalzurie) (PAK, 1973), Natriumzellulosephosphat (absorptive Hyperkalzurie) (HAUTMANN, 1978) oder Orthophosphat (absorptive Hyperkalzurie) (THOMAS, 1978) angezeigt. Diätetisch ist die Einhaltung einer kalziumarmen Kost angezeigt, jedoch können diätetische Maßnahmen allein meist eine Hyperkalzurie nicht nachhaltig mindern.

9 Wahl der Therapie

N. Zöllner

Nach der Feststellung einer Hyperurikämie bzw. nach der Diagnose einer Gicht oder einer durch Harnsäuresteine bedingten Nephrolithiasis stellen sich zwei Fragen, nämlich:

Ist eine Therapie notwendig?
Welche Therapie empfiehlt sich?

Die Frage nach der Therapiewürdigkeit einer Hyperurikämie wird von verschiedenen Autoritäten ganz verschieden beurteilt. Die einen weisen darauf hin, daß die bei der Hyperurikämie unvermeidlichen Ausfällungen von Uraten im Interstitium potentiell gefährlich sind und belegen diese Ansicht mit Befunden, daß Tophi, Steine und interstitielle Nierenveränderungen bei der ersten Feststellung einer Harnsäureretention bereits bestehen können, daß also durch die Hyperurikämie bedingte Gewebsveränderungen asymptomatisch auftreten können. Sie leiten daraus die Notwendigkeit ab, die asymptomatische Hyperurikämie zu behandeln, um eben diese Gewebsveränderungen zu verhindern. Andere Schulen, speziell in England oder in den Niederlanden weisen darauf hin, daß die durch die Harnsäure bedingten Gewebsveränderungen harmlos sind und keiner Prävention bedürfen. Einige gehen sogar soweit zu behaupten, daß auch nach dem ersten Gichtanfall noch keine fortgesetzte Senkung des Harnsäurespiegels notwendig ist, sondern der zweite Anfall abgewartet werden sollte; sie begründen dies mit der Häufigkeit von Fällen, in denen zeitlebens nur wenige Anfälle auftreten und mit der angeblich relativ guten Prognose der Gicht.

Wir sind der Ansicht, daß beide Prinzipien zu extrem sind und als Grundlage von Überlegungen für die Behandlung von Hyperurikämie und Gicht nicht in Frage kommen. Unsere Überlegungen gehen vielmehr von der Tatsache aus, daß die Entwicklung von Gewebsreaktionen auf die Hyperurikämie ein langsamer Prozeß ist, der akutes oder drastisches Eingreifen nicht erfordert, daß aber andererseits die Prognose der unbehandelten Gicht nicht ganz so harmlos ist, wie sie manchmal dargestellt wird. Wir sind dementsprechend bei der Behandlung der asymptomatischen Hyperurikämie sehr konservativ, während wir die durch Gichtanfall, Tophi oder Nierensteine symptomatisch gewordene Hyperurikämie für eine eindeutige Behandlungsindikation halten. Bei Überlegungen über den Einsatz von Arzneimitteln in der Behandlung der Hyperurikämie berücksichtigen wir, daß keines der wirksamen Arzneimittel ohne Nebenwirkungen ist, wenngleich die Häufigkeit ernster Nebenwirkungen ebenso wie ihre Art von Präparat zu Präparat stark schwankt.

9.1 Die Behandlung der asymptomatischen Hyperurikämie

Voraussetzung für Überlegungen zur Therapie einer asymptomatischen Hyperurikämie ist ihre zweifelsfreie Feststellung, denn jeder Entschluß zur Therapie bedeutet einen langfristig wirksamen Entschluß, einen Entschluß zur Dauertherapie.

Nach der Feststellung einer Hyperurikämie ist als erstes die Bestätigung des Befundes anzustreben. Dazu ist es notwendig, die Untersuchung des Serums 1–2 mal zu wiederholen, wobei ebenso darauf zu achten ist, daß die Entnahme des Blutes früh beim nüchternen Patienten erfolgt, wie auch darauf daß der Patient in den Tagen vor der Blutabnahme seine Lebensgewohnheiten bezüglich Essen, Trinken und Arzneimitteln nicht ändert.

Ist die Diagnose einer Hyperurikämie zweifelsfrei festgestellt, so muß durch eine Nachanamnese geklärt werden, daß sie tatsächlich asymptomatisch ist. Erfahrungsgemäß gibt nicht jeder Patient im Rahmen einer Durchuntersuchung an, daß er vor Monaten eine Gelenkattacke, vor Jahren eine Steinkolik durchgemacht hat.

Kann die Diagnose einer asymptomatischen Hyperurikämie aufrechterhalten werden, so ist als nächstes zu prüfen, ob diese Hyperurikämie auf eine Grundkrankheit oder ein Arzneimittel zurückgeführt werden kann. Denkbare Grundkrankheiten wurden wiederholt erörtert, z. B. in Diagnose u. Differentialdiagnose der Gicht, S. 34 (Tabelle 20); Arzneimittel, die den Harnsäurespiegel erhöhen können (Diagnose u. Differentialdiagnose der Gicht, S. 39) (Tabelle 21), sind in erster Linie Saluretica, wobei nicht jede Firma zugibt, daß ihr Präparat harnsäureretinierend wirkt.

Wird eine Grundkrankheit festgestellt, so muß man sich fragen, ob sie behandelt werden kann und ob sie eine zusätzliche Therapie der Hyperurikämie erfordert, findet man daß eine Hyperurikämie durch Arzneimittel indiziert ist, so entsteht die Frage nach dem Wechsel des Arzneimittels oder nach seiner Kombination mit einem harnsäurespiegelsenkenden Medikament. Bei diesen Entscheidungen spielt es eine

Tabelle 20. Wichtige Ursachen (und Beispiele) sekundärer Hyperurikämien mit Gicht. Bei den eingeklammerten Angaben müssen wahrscheinlich für das Zustandekommen einer Gicht hereditäre Faktoren ebenfalls vorliegen (Aus ZÖLLNER, 1976, modifiziert)

vermehrte Harnsäurebildung	verminderte renale Harnsäure-ausscheidung
chronische myeloische Leukämie	Nierenkrankheiten
Polycythaemia vera	Bartter-Syndrom
Osteomyelosklerose	Hyperlaktacidämien
(sekundäre Polyglobulie bei Herz- und	hohe Alkoholspiegel
Lungenkrankheiten)	Glukose-6-phosphatase-Mangel
(Hämolytische Anämien)	Ketoacidosen
Glukose-6-phosphatase-Mangel	Fasten
(vermehrte Zufuhr von Nahrungspurinen,	Diabetes mellitus
Übergewicht)	Vergiftungen
Zytostatische Therapie und Bestrahlungen	Blei
	Arzneimittel

Tabelle 21. Hyperurikämie durch Arzneimittel

Saluretika

Salicylsäure
Probenecid
Phenylbutazon } in niedriger Dosis
Niridazol

Nikotinsäure
L-Dopa
Pyrazinamid
Ethambutol
Methoxyfluran
Fruktoseinfusion, Sorbit, Xylit
Zytostatika

Rolle, wie lange der Verlauf einer eventuellen Grundkrankheit dauern wird bzw. wie lange das den Harnsäurespiegel erhöhende Medikament gegeben werden soll. Ist mit einer kurzen Dauer oder mit einer kurzen Verabreichung zu rechnen, so erübrigt sich jede therapeutische Überlegung, es sei denn, daß extrem hohe Harnsäurespiegel aufgetreten sind oder die Harnsäureausscheidung im Harn deutlich vermehrt ist. Erweist sich eine asymptomatische Hyperurikämie als weder durch Krankheiten noch durch Arzneimittel bedingt, so macht man die therapeutische Entscheidung von der Höhe des Harnsäurespiegels, zusätzlich von der Familienanamnese abhängig. Aus prospektiven Studien ist

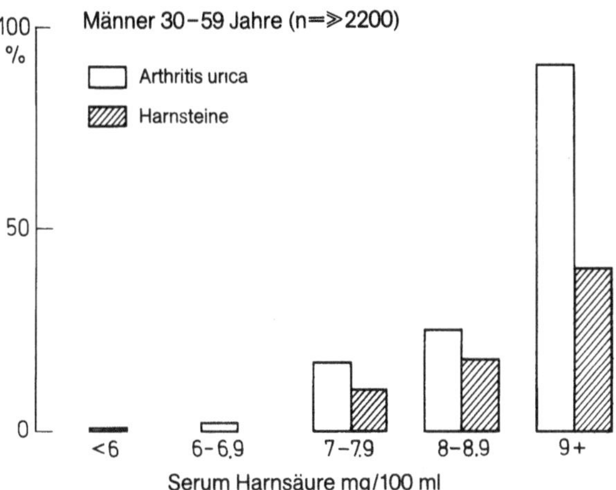

Abb. 54. Häufigkeit von Gichtanfall (☐) und Nierensteinen (▨) in Abhängigkeit von der Höhe des Harnsäurespiegels. Werte in Prozent der gesamten Personen der jeweiligen Personengruppe (FRAMINGHAM-Studie) (Aus SCHLIERF u. WOLFRAM, 1975)

bekannt, daß bei einer mäßigen Erhöhung des Harnsäurespiegels die Wahrscheinlichkeit für das Auftreten von Gicht und Nephrolithiasis gering ist (Klinik der Gicht, S. 2) (Abb. 54). Dies bedeutet aber, daß man, um wenige Patienten vor Gicht und Nephrolithiasis zu schützen, sehr viele Menschen behandeln muß, was offensichtlich nur zulässig ist, wenn die Behandlung ohne jedes Risiko erfolgen kann. Wir haben den Schluß gezogen, daß bei mäßig erhöhtem Harnsäurespiegel ohne Symptome und ohne einschlägige Anamnese eine Arzneimittelbehandlung nicht in Frage kommt und daß Patienten mit Harnsäurespiegeln unter 8,5 mg/dl, eventuell sogar unter 9,0 mg/dl, nicht mit Arzneimitteln behandelt werden sollten sondern mit Diät zu behandeln sind.
Für die Empfehlung einer Diätbehandlung mäßiger Hyperurikämien (Kap. 3) gibt es auch ein positives Argument. Wie der Vergleich der Harnsäurespiegel der deutschen Bevölkerung über die Jahre gezeigt hat, und wie dies auch Ernährungsexperimente ausweisen, ist ein hoher Prozentsatz der heute festzustellenden asymptomatischen Hyperurikämien ausschließlich ernährungsbedingt, also auch ohne familiäre Belastung durch hohe Purinzufuhr und reichlichen Alkoholkonsum entstanden. Bei diesen Patienten ist die Hyperurikämie, abgesehen von ihrer eigenen Bedeutung, ein wichtiger Hinweis auf auch in anderer Hinsicht der Gesundheit nicht zuträgliche Lebensgewohnheiten, speziell Eß- und Trinksitten; viele Patienten können der Laboratoriumsuntersuchung dankbar sein, daß aufgrund der zufällig festgestellten,

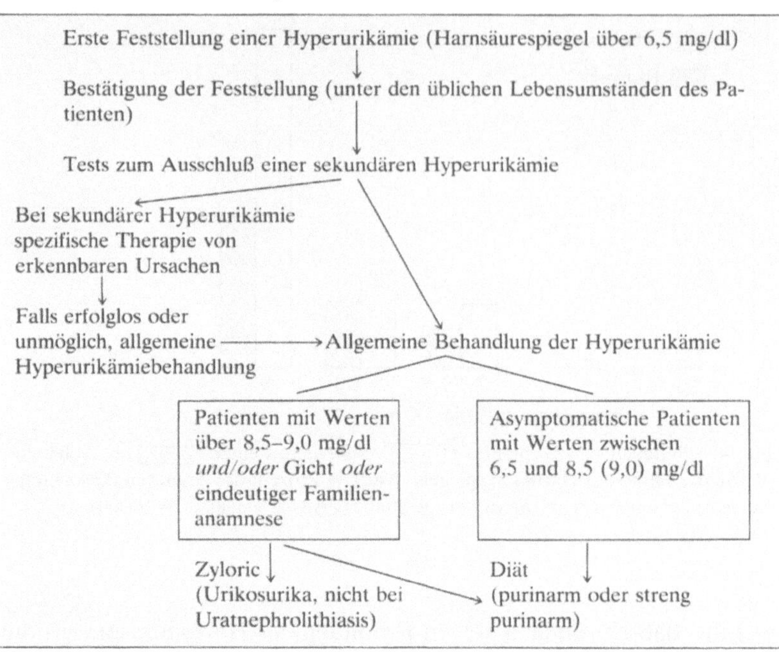

asymptomatischen Hyperurikämie der behandelnde Arzt Anlaß zu einer Ernährungsanamnese und zu der wahrscheinlich zutreffenden Feststellung von Diätfehlern einschließlich Überernährung hat. Diese Patienten bedürfen nicht nur wegen der Hyperurikämie einer diätetischen Beratung. Häufig führt bei ihnen bereits die Normalisierung des Gewichtes auch zur Normalisierung des Harnsäurespiegels; wo dies nicht der Fall ist, muß die Reduktion der Energiezufuhr mit einer purinarmen Diät kombiniert werden.

Problematisch sind jene Patienten, die, wenngleich eine Hyperurikämie besteht, nicht zur Einhaltung einer Diät gebracht werden können. Sie entsprechen jenen Diabetikern, die die Tablette der Diät vorziehen. Unserer Ansicht nach sollten diese Patienten grundsätzlich nicht medikamentös behandelt werden, sondern man sollte ihnen eindringlich erläutern, welche Gefahren sich aus der erhöhten Zufuhr von Energie (Kalorien), Purinen, Fett und Alkohol ergeben. Kommt man im Einzelfall dann zur Überzeugung, daß eine erfolglose Diätvorschrift durch medikamentöse Dauerbehandlung ergänzt werden muß, so muß dem Patienten die statistische Wahrscheinlichkeit der Notwendigkeit der Behandlung ebenso deutlich gemacht werden wie das Risiko des jeweils gewählten Medikamentes.

Patienten mit sehr hohen Harnsäurespiegeln kann man nach Aussage der Statistiken nur als „noch asymptomatisch" bezeichnen (vgl. Abb. 54). Ihre Behandlung erfolgt nach den Prinzipien der Behandlung des Gichtkranken bzw. des Patienten mit Nephrolithiasis.

9.2 Die Behandlung der Hyperurikämie mit Gicht und/oder Nephrolithiasis

Patienten mit sehr hohen Harnsäurewerten, die man als potentielle Gichtiker ansehen muß, Patienten mit erhöhten Harnsäurewerten und einer deutlichen Familienanamnese, die man als potentielle Gichtiker ansehen kann, Patienten mit Gicht und Patienten mit nachgewiesener Uratnephrolithiasis müssen intensiv, mit dem Ziel einer Normalisierung des Serumharnsäurespiegels (bei der Nephrolithiasis mit dem Ziel einer deutlichen Verringerung der Harnsäureausscheidung) behandelt werden. Im Serum sind Harnsäurewerte um 5,5 mg/dl anzustreben, bei unzuverlässigen Patienten um 5,0 mg/dl. Stärkere Senkungen der Serumharnsäure sind unnötig, möglicherweise sogar riskant, wie u. a. im Einleitungskapitel und im Kapitel über Urikosurika ausgeführt.

Stark erhöhte Harnsäurewerte können nur mit einer Diät, die von der Mehrheit der Patienten als unzumutbar angesehen wird, normalisiert werden. Tatsächlich gelingt eine ausreichende Behandlung auch ohne Diät. Dennoch sollte allen Patienten die Einhaltung einer Diät empfohlen werden, weil

> *die meisten Gichtiker nicht nur durch eine erhöhte Purinzufuhr Diätfehler machen, sondern häufig auch dem Alkohol reichlich zusprechen und übergewichtig sind, und*
> *eine Senkung der Harnsäurespiegel durch Diät wahrscheinlich den Arzneimittelbedarf senkt.*

Die Indikation zur Diätbehandlung ist besonders eindeutig, wenn die Patienten nicht mit Allopurinol behandelt werden. Allopurinol wirkt auf die Purine in der Nahrung besonders ausgeprägt, während Uricosurica auch die mit der Nahrung zugeführten Purine in Form der Harnsäure durch die Niere schleusen müssen. Bei einer Behandlung mit Uricosurica sind also Diätvorschriften so gut wie unerläßlich, will man die Patienten nicht dem Steinrisiko aussetzen; das gleiche gilt für Patienten mit Nephrolithiasis, die nicht mit Allopurinol behandelt werden. Vereinfachend läßt sich feststellen, daß bei der Behandlung mit Allopurinol auf eine purinarme Diät eher verzichtet werden kann als bei einer Behandlung mit Urikosurika. Dies bedeutet natürlich nicht, daß man Patienten unter einer Behandlung mit Allopurinol allgemeine Ratschläge bezüglich Energie- und Alkoholzufuhr vorenthalten darf. Für die medikamentöse Behandlung der Hyperurikämie (Dauertherapie der Gicht) sind Zyloric und andere Handelsformen von Allopurinol die Mittel der Wahl, sowohl wegen der Zuverlässigkeit der Wirkung als auch wegen der Verringerung des Risikos für die Nieren; hinzu kommt (s. u.) die Seltenheit ernster toxischer Reaktionen. Die im Handel befindlichen Retard-Präparate sind nicht wirksamer als die üblichen, möglicherweise sogar etwas weniger wirksam. Im Körper wird aus Allopurinol rasch Oxipurinol gebildet, welches ebenso wirkt, aber eine lange Halbwertszeit aufweist; die tägliche Allopurinoldosis kann deshalb auf einmal eingenommen werden. Eine einschleichende Behandlung ist nicht notwendig.

Am besten beginnt man mit einer Standarddosis von Zyloric 300. Nach einer Woche wird der Harnsäurespiegel kontrolliert und die Dosis entsprechend dem Ergebnis erhöht oder verringert. Mit der Kontrolle der Harnsäurespiegel wird in 14tägigen Abständen fortgefahren, bis der Harnsäurespiegel im erwünschten Bereich (s. o.) bleibt. Ist dies durch mehrere Kontrollen gesichert, so genügen im allgemeinen halbjährliche Kontrollen.

Die Behandlung mit Urikosurika wird einschleichend eingeleitet, da zu Beginn eine vermehrte Harnsäureausscheidung zu erwarten ist, die zur Anurie oder Grießbildung führen kann. Während der Einleitung der Behandlung muß reichlich Flüssigkeit zugeführt werden, und auch später sollte der Patient, speziell in der heißen Jahreszeit oder bei intensiver körperlicher Betätigung auf eine reichliche Flüssigkeitszufuhr achten. Im übrigen folgt die Ermittlung der Dauerdosis wie beim Allopurinol beschrieben. Einige Handelspräparate senken den Harnsäurespiegel sehr stark, hier ist die Dosis entsprechend zu reduzieren, da bei der Urikosurikabehandlung von einer drastischen Erniedrigung der Harnsäure, z. B. auf Werte unter 4,5 mg/dl, eine vermehrte Tendenz zur Steinbildung zu erwarten ist.

Gleichgültig womit man eine Hyperurikämie behandelt, anfangs besteht noch die Möglichkeit von Gichtanfällen. Zur Prophylaxe dieser Anfälle verabreicht man in den ersten 6 Monaten Kolchizin (0,5 −) 1,5 mg tgl. Bei intakter Nierenfunktion ist diese Dosis, trotz der langen Halbwertszeit von Kolchizin, unbedenklich. Selbstverständlich sollte man dem Patienten freistellen, zwischen Anfallsprophylaxe und dem Risiko meist geringerer Anfälle selbst zu wählen.

Alle auf den Harnsäurespiegel wirksamen Medikamente haben teils harmlose, teils potentiell gefährliche Nebenwirkungen (S. 56 und S. 99). Leider sind diese Nebenwirkungen nicht bei allen Präparaten mit hinreichender Deutlichkeit und Hinweisen auf ihre Häufigkeit in den Beipackzetteln angegeben. Es ist dennoch unerläßlich, daß der Arzt, der ein den Harnsäurespiegel senkendes Mittel verschreibt, sich mit dessen Nebenwirkungen und ihrer Häufigkeit vertraut macht und den Patienten vor Beginn der Therapie darüber aufklärt. Dabei genügt es nicht, allgemein aufzuklären, vielmehr sollte der Patient eventuelle Frühsymptome kennen, um sich rechtzeitig in Behandlung zu begeben; auch sollte man dem Patienten raten, beim Auftreten dieser Symptome die Therapie von sich aus abzubrechen und sofort den Arzt aufzusuchen.

Auch wegen der Seltenheit ernster Nebenwirkungen haben wir uns in der Behandlung der Hyperurikämie und ihrer Folgen ganz auf das Allopurinol (Zyloric) konzentriert. Wir haben bei den von uns selber behandelten Patienten keine ernsten Nebenwirkungen gesehen, entsprechend der statistischen Erwartung. Zwei uns von außerhalb zugewiesene Fälle einer Vasculitis, die möglicherweise durch Allopurinol bedingt war, sind bei rechtzeitiger Therapie komplikationslos geheilt. Wegen der denkbaren Addition von Nebenwirkungen, die zum großen Teil nicht dosisabhängig sind, verzichten wir grundsätzlich auf Kombinationspräparate von Allopurinol mit einem Urikosurikum.

Die speziellen Anforderungen an die Therapie der durch Urate bedingten Nephrolithiasis sind in einem eigenen Kapitel zusammengestellt. Hier seien nur noch einmal die Prinzipien wiederholt, nämlich Verringerung der Uratbelastung der Harnwege durch Diät und/oder Zyloric, dauernde Harnverdünnung zur Verringerung der Uratkonzentration im Harn und eventuell Neutralisierung des Harns mit geeigneten Salzgemischen.

10 Prognose der Hyperurikämie und Gicht

F.-D. Goebel

„Die Prognose der Gicht ist besser als bei jeder anderen potentiell destruierenden Form einer Gelenkkrankheit." Diese Aussage von TALBOTT stammt aus dem Jahre 1947, also lange vor der Einführung von Allopurinol in die Therapie der Hyperurikämie.

Mit den heute verfügbaren potenten Pharmaka zur Behandlung des Gichtanfalls und der chronischen tophösen Gicht hat die Krankheit ihren Schrecken weitgehend verloren. Die Entwicklung exzessiver tophöser Gelenkdeformitäten bis zur Verkrüppelung des Patienten wird zwar heute immer noch gelegentlich beobachtet, ist aber meist ein Zeichen unentschuldbaren Versagens. Nur ein völlig vernachlässigter Patient hat solche Folgen zu tragen, wie sie früher regelmässig auftraten.

In der Vergangenheit waren Gichtiker durch wiederholte Gichtanfälle zu häufigen und langen Perioden der Inaktivität verurteilt, sie wurden Opfer der chronischen destruktiven Arthritis mit zum Teil grotesken tophösen Verunstaltungen, waren betroffen von der rezidivierenden Nephrolithiasis und Obstruktion der Harnwege mit Infektionen sowie von der Gichtnephropathie mit Niereninsuffizienz als letztlich tödlichem Prozeß. Die unbehandelte Gicht stellt eine progressive Krankheit mit erheblicher Beeinträchtigung der Lebensqualität und Verkürzung der Lebenserwartung dar.

Dennoch gab es bis vor wenigen Jahren kaum Publikationen zur Prognose der Gicht mit umfangreichem Datenmaterial. Da die Gicht selten war und zeitweise als „vergessene Krankheit" (MC CRACKEN et al., 1946) bezeichnet wurde, erschienen prospektive Studien über den Verlauf der Gicht sehr schwierig und nicht lohnenswert. Mit der Zunahme der Gichtkranken, besonders nach dem II. Weltkrieg, hat naturgemäß auch das Interesse an der Krankheit wieder zugenommen. Da nun sehr effektive und nebenwirkungsarme Medikamente in Form der Urikosurika und des Allopurinols zur Verfügung stehen, ist der natürliche Verlauf der chronischen Gicht nur schwer zu beobachten. So bestehen nach wie vor Unklarheiten über das Ausmaß der Lebenszeitverkürzung sowie über die Faktoren, die diese Verkürzung tatsächlich bewirken.

Die Hyperurikämie selbst kommt als Todesursache nicht in Frage, lediglich ihre Folgen besonders am Herz-Kreislaufsystem sowie an den Nieren sind für die Verminderung der Lebenserwartung bedeutsam. Da die Hyperurikämie sehr häufig mit Adipositas, Hypertonie, Hyperlipoproteinämie und Diabetes mellitus vergesellschaftet ist, ist der Einfluß dieser einzelnen Faktoren für die Entwicklung kardiovasculärer Krankheiten schwer voneinander zu trennen.

Für die prognostische Bewertung der Hyperurikämie sind mehrere Gesichtspunkte von Bedeutung:

1. Häufigkeit der Gichtanfälle
2. Häufigkeit von Nierensteinen
3. Arbeitsfähigkeit der Patienten
4. Lebenserwartung

10.1 Häufigkeit der Gichtanfälle

Das Risiko eines Gichtanfalls nimmt mit der Höhe des Serumharnsäurespiegels kontinuierlich zu. Aus der umfangreichen epidemiologischen Studie in Framingham (HALL et al., 1967) an einer unausgewählten Population ist bekannt, daß bei einem Harnsäurespiegel von 6,0–6,9 mg/dl 2%, bei 7,0–7,9 mg/dl 17%, bei 8,0–8,9 mg/dl bereits 25% und über 9 mg/dl fast 100% der Betroffenen wenigstens einen Gichtanfall in der Vergangenheit erlitten hatten. Innerhalb von einem Jahr werden nach YÜ und GUTMAN (1961) 62% von neuen Gichtpatienten ihren zweiten Gichtanfall bekommen, 78% innerhalb von 2 Jahren, während 7% keine Wiederholung in den nächsten 10 Jahren zu befürchten haben.

Eine erneute Attacke ist umso wahrscheinlicher, je jünger der Patient bei seinem Erstanfall ist.

Auch ohne Senkung des Harnsäurespiegels im Serum sind bei konsequenter Prophylaxe mit Kolchizin sowie Diät Gichtanfälle weitgehend verhinderbar (Abb. 55), es sei denn, das Kolchizin werde unregelmäßig eingenommen (Abb. 56). Wenn unter Einsatz von Urikosurika oder Allopurinol der Serumharnsäurewert im Normbereich gehalten wird, treten nach spätestens 6 Monaten keine Gichtanfälle mehr auf. Allerdings können purinreiche Schlemmerexzesse oder starker Alkoholgenuß die Harnsäure im Serum wieder akut ansteigen lassen. So ist wohl auch zu erklären, daß SEIDL et al. (1981) in einer Langzeitstudie an Allopurinol behandelten Patienten auch nach mehreren Jahren noch Gichtanfälle – allerdings in deutlich abnehmender Zahl – beobachteten (Abb. 57).

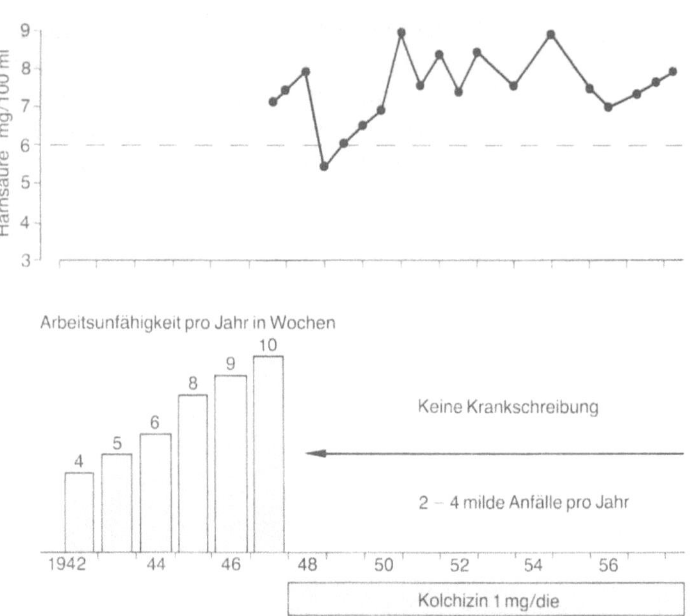

Abb. 55. Einfluß der Behandlung mit Diät und Kolchizin allein auf Häufigkeit und Dauer der Arbeitsunfähigkeit bei einem Gichtpatienten (Nach TALBOTT, 1957)

Hier seien die tiefenpsychologischen Untersuchungen von KLUSSMANN (1981) an 42 Gichtikern erwähnt. Der Autor fand bei den Patienten überwiegend narzistische Persönlichkeitsmerkmale und eine weitverbreitete Verleugnung der Realität der Gichtkrankheit. Dies führte in einem hohen Prozentsatz zur „non-compliance", also Nicht-Befolgung ärztlicher Diätempfehlungen und Medikamentenverordnungen. Zusammenfassend kann jedoch gesagt werden, daß Gichtanfälle mit diätetischen Maßnahmen sowie medikamentöser Behandlung mit Sicherheit heilbar und verhinderbar sind.

10.2 Häufigkeit der Nephrolithiasis

Auch das Risiko der Harnsteinbildung steigt parallel zur Höhe des Serumharnsäurespiegels an. In der Framingham-Studie fand man bei etwa 13% der Personen mit einer Serumharnsäure zwischen 7,0 und 7,9 mg/dl Nierensteine in der Anamnese, der Anteil stieg auf über

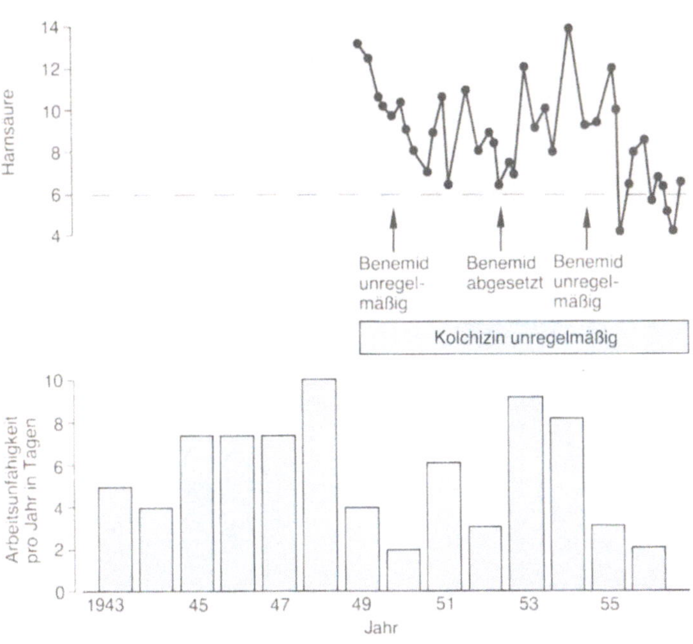

Abb. 56. Verlauf der Serumharnsäure und der Arbeitsunfähigkeit bei einem Gichtpatienten, der Benemid und Kolchizin nur unregelmäßig einnimmt (Nach Talbott, 1957)

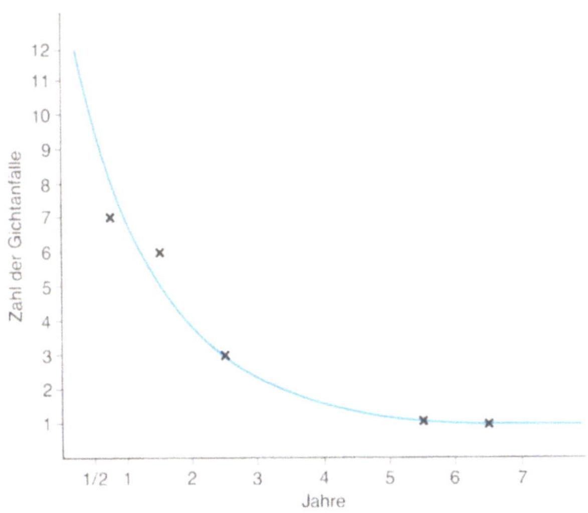

Abb. 57. Anzahl der Gichtanfälle bei 28 Patienten im Verlauf von 7 Jahren nach Beginn der Allopurinolbehandlung (Nach Seidl et al., 1981)

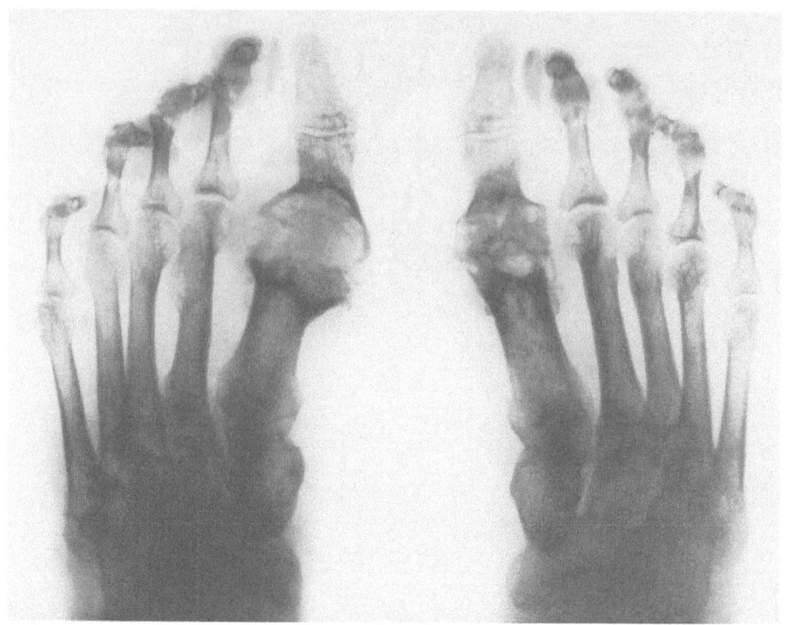

Abb. 58. Röntgenaufnahme der Vorfüße eines 34jährigen Gichtpatienten mit 15jähriger Gichtanamnese

40% bei einem Harnsäurewert im Serum von über 9 mg/dl (HALL et al. 1967). Mit einer konsequenten harnsäuresenkenden Therapie läßt sich dementsprechend die Wahrscheinlichkeit und die tatsächliche Inzidenz der Nephrolithiasis drastisch reduzieren, so daß das Risiko von Nierensteinen nicht mehr größer ist als das eines nicht an Gicht erkrankten Menschen.

10.3 Arbeitsfähigkeit

Die Arbeitsfähigkeit eines Gichtikers richtet sich nach der Zahl der akuten Gichtanfälle, nach Ausmaß und Lokalisation von Tophi bei der chronischen Gicht sowie nach der Nierenbeteiligung durch Nephrolithiasis, bzw. i. S. einer Niereninsuffizienz. Wie bereits erwähnt, sind Gichtanfälle bei entsprechender Behandlung völlig vermeidbar. In der Regel dauert die Entwicklung einer chronischen Gicht nach Auftreten des ersten Gichtanfalls Jahre bis Jahrzehnte. Vor der Einführung der Urikosurika entwickelten 50–60% aller Gichtpatienten sichtbare To-

146

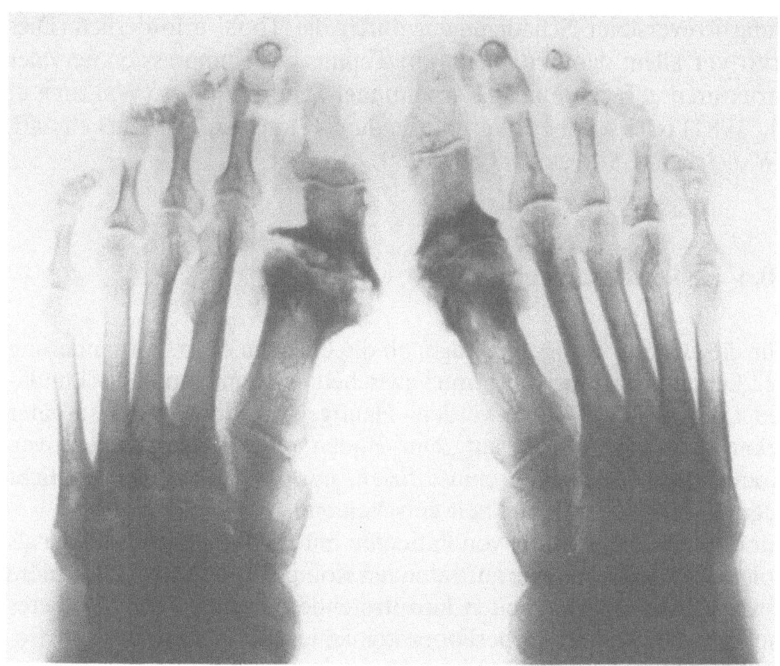

Abb. 59. Vorfüße desselben Patienten nach 10jähriger Allopurinolbehandlung mit Normourikämie. Deutlicher Rückgang der tophösen Gelenkveränderungen mit resultierender Defektheilung

phi, dauerhafte Gelenkveränderungen und eine Chronifizierung des Leidens. (BARTELS et al. 1959). In neueren Studien wird die Inzidenz von Tophi mit etwa 20% angegeben (YÜ und BERGER, 1974). Da auch das Risiko, Tophi zu entwickeln, von der Höhe des Serumharnsäurespiegels abhängt, sollte sich heute unter Einsatz wirksamer Medikamente eine chronische Gicht nicht mehr entwickeln können. Die Arbeitsfähigkeit bei der chronischen Gicht hängt davon ab, inwieweit Knochentophi zur Zerstörung der Gelenke und damit zur Beeinträchtigung ihrer Funktion geführt haben.
Die langumstrittene Frage, ob sich Knochentophi zurückbilden können, kann heute eindeutig positiv beantwortet werden. Abb. 58 und 59 zeigen die Vorfüße eines jahrelang mit Allopurinol behandelten Patienten. Eine restitutio ad integrum ist zwar nicht erreicht worden, doch sind die Tophi verschwunden und eine Defektheilung eingetreten, die eine uneingeschränkte Funktion der Gelenke erlaubt.
Eine chirurgische Intervention zur Entfernung der Tophi ist gelegent-

lich aus kosmetischen Gründen, in Einzelfällen aber auch zur Vermeidung irreversibler Schädigungen durch die Tophi erforderlich. Dies trifft vor allem dann zu, wenn ein Tophus zur Kompression nervaler Strukturen z. B. zu einem Karpaltunnel-Syndrom führt (WALTHER et al., 1981) oder sogar zur Paraplegie durch Druck auf das Rückenmark (WALLMÜLLER-STRYCKER et al., 1980).

10.4 Lebenserwartung

Für die Beantwortung der Frage, ob die Gicht zu einer Verminderung der Lebenserwartung führt, muß zwischen der primären und sekundären Gicht unterschieden werden. Häufig ist für die Prognose einer sekundären Gicht z. B. auf dem Boden einer myeloproliferativen Krankheit oder einer Niereninsuffizienz nur der Verlauf der der Gicht zugrunde liegenden Krankheit entscheidend.
Für die Lebenserwartung von Patienten mit primärer Gicht sind die als Folge der Hyperurikämie auftretenden Komplikationen wie Gichtniere sowie als Begleitkrankheiten hinzutretende Störungen z. B. Diabetes mellitus, Adipositas, Hyperlipoproteinämie und Hypertonie von Bedeutung.
Ihr häufig gemeinsames Auftreten macht die Beurteilung des Einflusses der Einzelfaktoren auf die insgesamt reduzierte Lebenserwartung des Gichtikers schwierig.
Drei Gesichtspunkte sind für die Lebenserwartung des Gicht-Patienten von besonderer Bedeutung:

1. Einschränkung der Lebenserwartung durch Hypertonie
2. Entwicklung der Gichtniere
3. Einfluß der Hyperurikämie als eigenständiger Risikofaktor für kardiovaskuläre Krankheiten

Wie in den USA so betrachten auch in Deutschland die Versicherungsgesellschaften die Gicht als eine Krankheit, die die Lebenserwartung einschränkt (STELLER, 1981). Beim Abschluß einer Lebensversicherung wird die isolierte Hyperurikämie als Risiko betrachtet und führt zu einem – allerdings sehr geringen – Risikozuschlag bei der Prämienfestsetzung. Gravierender werden eine zusätzliche, mit der Gicht vergesellschaftete Hypertonie und vor allem eine Einschränkung der Nierenfunktion veranschlagt.
Eine Berufsunfähigkeitsversicherung wird in diesen Fällen völlig abgelehnt, der Patient ist mit den genannten Komplikationen seiner Gicht nicht mehr versicherbar.

148

Tabelle 23. Komplikationsrate der asymptomatischen Hyperurikämie nach 10jähriger Beobachtung (FESSEL, 1979)

	Patienten	Kontrollen	P (χ^2)
Zahl	111	193	
Hypertonie (%)	22,5	2,1	<0,001
koronare Herzkrankheit (%)	5,4	0,5	<0,02

10.4.1 Hypertonie

Die Angaben in der Literatur über die Häufigkeit der Hypertonie bei Patienten mit Gicht gehen weit auseinander, sie schwanken je nach Untersuchungsmaterial zwischen 25% und 75% (GREENBAUM et al. 1961; MERTZ u. BABUCKE, 1971). Innerhalb von 10 Jahren entwickelte sich nach FESSEL (1979) bei 22,5% der Patienten mit symptomloser Hyperurikämie eine Hypertonie (Tabelle 23).

Die Hypertonie kann auch Ursache der Hyperurikämie infolge einer Einschränkung der Nierenfunktion durch hypertensive Gefäßveränderungen sein. Auch die Behandlung der Hypertonie z. B. mit Saluretika der Thiazidgruppe kann eine Hyperurikämie zur Folge haben.

Tatsächlich werden jedoch Gichtanfälle unter Saluretika-Therapie in der Regel nur bei bereits früher manifester Gicht ausgelöst. Da die Hypertonie per se einen gravierenden Risikofaktor für kardiovaskuläre Krankheiten darstellt und möglicherweise im Zusammenhang mit einer Hyperurikämie noch deletärer wirkt, sollten alle Anstrengungen unternommen werden, den Blutdruck eines Gichtpatienten zu normalisieren. Gewichtsabnahme und Salzrestriktion können schon ausreichende Maßnahmen darstellen. Wenn eine salzarme Reduktionsdiät nicht effektiv genug ist, muß eine medikamentöse antihypertensive Therapie eingeleitet werden. Falls notwendig, können jedoch auch Saluretika eingesetzt werden, da durch Erhöhung der Allopurinol-Dosis oder urikosurischer Substanzen die Wirkung der Thiazide auf den Harnsäurespiegel kompensiert werden kann. Ein gleichzeitig antihypertensiv und uricosurisch wirkendes Diuretikum – Tienilsäure – erschien als optimale Lösung des Problems einer saluretischen Behandlung bei Gichtikern. Leider mußte das Präparat wegen hepatotoxischer Nebenwirkungen aus dem Handel gezogen werden (LOHMÖLLER et al., 1979).

Wenn es gelingt, bei einem Gichtiker mit Hypertonie den Blutdruck dauerhaft in den Normbereich zu senken, dann ist sein Risiko eines vorzeitigen Todes nicht größer als beim Gichtpatienten ohne komplizierende Hypertonie.

10.4.2 Gichtniere

Der für die Prognose des Gichtikers wohl wichtigste Faktor ist die
Entwicklung einer Gichtnephropathie. Unter diesem Begriff sind Veränderungen im Bereich des Nierenparenchyms wie auch der ableitenden Harnwege subsummiert, die im Gefolge einer Hyperurikämie bzw.
einer Gicht auftreten können. Inwieweit eine Hyperurikämie allein
ohne klinische Zeichen einer Gicht zu einer Einschränkung der Nierenfunktion führen kann, ist noch immer umstritten. So fand FESSEL
(1979) in einer Langzeitstudie eine Niereninsuffizienz nicht häufiger
bei unkomplizierter Hyperurikämie als bei stoffwechselgesunden Patienten. BATUMAN und Mitarbeiter (1981) fanden bei 22 Gichtikern mit
eingeschränkter Nierenfunktion eine erhöhte Bleiausscheidung im
Urin nach Applikation des Chelat-Bildners EDTA, ohne daß in der
Anamnese eine – z. B. berufliche Blei-Exposition zu erkennen war.
Die Autoren zogen daraus den wohl unzulässig verallgemeinerten
Schluß, daß eine Einschränkung der Nierenfunktion bei Gichtpatienten weniger eine Folge der Hyperurikämie als vielmehr die einer laten-
ten Bleiintoxikation sei.

Nach Untersuchungen von BERGER und YÜ (1975) und YÜ und Mitar-
beitern (1979) sind wahrscheinlich gleichzeitig vorhandene Begleitkrankheiten wie Hypertonie, Arteriosklerose, Diabetes mellitus usw.
die entscheidenden Größen für die Entwicklung einer Nephropathie
bei Gicht. Neben diesen Begleitkrankheiten, die ihrerseits bereits zu
einer Nierenschädigung führen können, ergab sich als zweite wesentli-
che Einflußgröße für die Einschränkung der Nierenfunktion das Alter
der Patienten, an dritter Stelle als Risikofaktor folgte die Dauer der
Gicht. Unter 476 Gichtpatienten fand sich bei 20% eine Proteinurie,
deren Größenordnung gut mit der Abnahme der glomerulären Filtrationsrate korrelierte. Nur in wenigen Einzelfällen, vor allem solchen mit
einem fulminanten Verlauf der Gicht, war die Einschränkung der Nierenfunktion allein auf die Gicht zurückzuführen, also ohne daß weitere
Gefäßkomplikationen bei diesen Patienten sich entwickelt hatten.

Einige Argumente und Untersuchungen sprechen aber gegen die in
letzter Zeit häufiger geäußerte Auffassung, eine Nierenschädigung bei
Gichtpatienten sei eine reine Koinzidenz und unabhängig von der Hyperurikämie. Daß eine Gicht eine Nephropathie zur Folge haben kann,
ist allein schon wegen der hohen Inzidenz der Nierenschädigung bei
Gichtikern eine unbestrittene klinische Erfahrungstatsache. Unklar ist
lediglich, ob nur in Verbindung mit den bereits genannten Begleiter-
krankungen bei Gicht eine Niereninsuffizienz entstehen kann, oder ob
schon die Erhöhung der Harnsäure im Serum allein eine Nephropathie
nach sich ziehen kann. Das Risiko einer Einschränkung der Nieren-

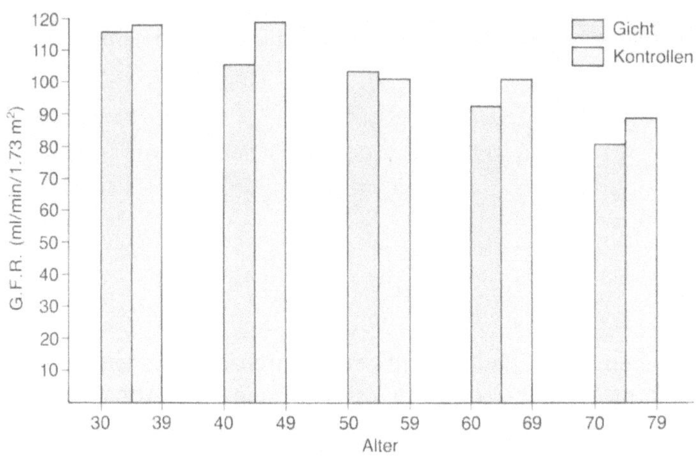

Abb. 60. Mittlere glomeruläre Filtrationsrate (GFR) bei Gichtikern und Kontrollpersonen. Es zeigt sich eine progressive Abnahme mit jeder Altersdekade (Nach GIBSON et al., 1980)

funktion ist bei einer rezidivierenden Nephrolithiasis mit Sicherheit erhöht. Die Inzidenz der Harnsäuresteine korreliert sehr gut mit der Höhe der Serumharnsäure und damit auch der Harnsäureausscheidung.

In einer vergleichenden Studie an 51 Gichtikern und ebensovielen gesunden Kontrollen fanden GIBSON und Mitarbeiter (1980) bei den Patienten eine deutliche Abnahme der glomerulären Filtrationsrate (Abb. 60) und der Urinkonzentrationsfähigkeit, die nicht allein auf eine begleitende Hypertonie zurückgeführt werden konnten. Ebensowenig war die Abnahme nur als normaler physiologischer Alterungsprozeß interpretierbar.

Ein weiteres Indiz für die Pathogenität der Harnsäure für die Niere ist die Beobachtung, daß bei allen verstorbenen Patienten mit einem Lesch-Nyhan-Syndrom – der schwerwiegendsten Form der Hyperurikämie – bei der Obduktion eine beidseitige Schrumpfniere gefunden wurde (WYNGAARDEN u. KELLEY, 1976). Darüberhinaus läßt sich im Tierexperiment durch Gabe eines Urikaseinhibitors eine schwere Hyperurikämie mit Harnsäurenephropathie induzieren (BLUESTONE et al., 1975). Nicht zuletzt konnte in einer kontrollierten Studie gezeigt werden, daß mit konsequenter Allopurinoltherapie das Fortschreiten einer bereits bestehenden Niereninsuffizienz verzögert werden kann (GIBSON et al., 1979).

Tabelle 24. Rangordnung der Risikofaktoren für den Herzinfarkt (Nach HEYDEN, 1974)

1. Hypercholesterinämie
2. Inhalierendes Zigarettenrauchen
3. Hypertonie
4. Diabetes mellitus
5. Hyperurikämie
6. Adipositas (indirekt)

Wir selbst haben bei 28 Patienten mit einer durchschnittlichen Allopurinolbehandlung über $9^1/_2$ Jahre in keinem Falle eine Abnahme der Nierenfunktion beobachtet, obwohl bei 3 Patienten in dieser Zeitspanne eine Hypertonie auftrat bzw. sich bei 2 weiteren verschlimmerte (SEIDL et al., 1981).

Zusammenfassend kann festgestellt werden, daß eine Gichtnephropathie bei den heute zur Verfügung stehenden therapeutischen Möglichkeiten vermieden, oder die Entwicklung bzw. das Fortschreiten einer Niereninsuffizienz zumindest verzögert werden kann.

Bei entsprechender Behandlung sowohl der Gicht wie auch der mit ihr häufig vergesellschafteten Risikofaktoren, wie Hypertonie und Diabetes mellitus, ist eine lebensbedrohliche Niereninsuffizienz mit großer Sicherheit zu verhindern.

10.4.3 Hyperurikämie als Risikofaktor für kardiovaskuläre Krankheiten

Über den Einfluß der Hyperurikämie auf die Entwicklung arteriosklerotischer Gefäßveränderungen herrscht noch immer Unklarheit. HEYDEN (1974) zählt die Hyperurikämie zu den Risikofaktoren für den Herzinfarkt (Tabelle 24).

Wie bei der Gichtniere ist es auch im Hinblick auf kardiovaskuläre Krankheiten schwierig, die Bedeutung der Hyperurikämie allein ohne Gicht als Risikofaktor abzuschätzen, da bei zahlreichen Patienten gemeinsam mit der erhöhten Serumharnsäure weitere – in diesem Zusammenhang einflußreichere – atherogene Krankheiten vorkommen.

In Querschnittuntersuchungen wurde nachgewiesen, daß Patienten mit frühzeitigem Herzinfarkt statistisch signifikant höhere Serumharnsäurewerte aufweisen, ebenso fand sich häufiger eine Koronarsklerose bei Gichtikern (FRANK, 1974). Aufschlußreicher sind jedoch epidemiologische Langzeituntersuchungen. In der Framingham-Studie fand man eine doppelt so hohe Rate an koronarer Herzkrankheit bei Gichtpa-

tienten im Vergleich zu Normalpersonen. Patienten mit Hyperurikämie ohne klinische Gicht hatten jedoch nicht häufiger eine Koronarsklerose (HALL, 1965). Da in der Tecumseh-Studie (MYERS et al.,
1968) kein Unterschied im Serumharnsäurespiegel zwischen Personen
mit und solchen ohne koronare Herzkrankheit gefunden wurde, kann
derzeit keine gesicherte Aussage zum Einfluß der Hyperurikämie allein auf die Entwicklung kardiovaskulärer Krankheiten gemacht
werden.

Literatur

Adlersberg, D., Ellenberg, M.: Effect of carbohydrate and fat in the diet on uric acid excretion. J. Biol. Chem. *128*, 79 (1939)

Alvsaker, J. O.: Uric acid in human plasma. V. Isolation and identification of plasma proteins interacting with urate. Scand. J. Clin. Lab. Invest. *18*, 227 (1966)

Arntz, H. R., Dreykluft, H. R., Leonhardt, H.: Wirkung Harnsäure-senkender Medikamente in niedriger Dosierung. Fortschr. Med. *97*, 1212 (1979)

Auerbach, R., Orentrich, N.: Alopecia and ichthyosis secondary to allopurinol. Arch. Dermatol. *98*, 104 (1968)

Bässler, K. H., Fekl, W., Lang, K.: Grundbegriffe der Ernährungslehre, 3. Aufl. Berlin, Heidelberg, New York: Springer 1979

Band, P. R., Silverberg, D. S., Henderson, J. F., Ulan, R. A., Wensel, R. H., Banerjee, T. K., Little, A. S.: Xanthine nephropathy in a patient with lymphosarcoma treated with allopurinol. N. Engl. J. Med. *283*, 354 (1970)

Bartels, E. C., Matossian, G. S.: Gout: Six year follow up on probenecid (Benemid) therapy. Arthritis Rheum 2, 193–207 (1959)

Batuman, V., Maesaka, J. K., Haddad, B., Tepper, E., Landy, E., Wedeen, R. P.: The role of lead in gout nephropathy. N. Engl. J. Med. *304*, 520–523 (1981)

Beardmore, T. D., Kelley, W. N.: Mechanism of allopurinol-mediated inhibition of pyrimidine biosynthesis. J. Lab. Clin. Med. *78*, 696 (1971)

Beardmore, T. D., Fox, J. H., Kelley, W. N.: Effect of allopurinol on pyrimidine metabolism in the Lesch-Nyhan-Syndrome. Lancet II, *830*, (1970)

Beardmore, T. D., Cashman, J. S., Kelley, W. N.: Mechanism of allopurinol-mediated increase in enzyme activity in man. J. Clin. Invest. *51*, 1823 (1972)

Becher, H.: Einfluß von Benzbromaron auf den Purinnukleotidstoffwechsel. Therapiewoche *27*, 1126 (1977)

Becroft, D. M. O., Phillips, L. J.: Hereditary orotic aciduria and megaloblastic anaemia: A second case with response to uridine. Br. Med. J. *1*, 547 (1965)

Benjamin, D., Sperling, O., Weinberger, A., Pinkas, J., deVries, A.: Familial hypouricemia due to isolated renal tubular defect. Nephron *18*, 220 (1977)

Bennhold, H., Kylin, E., Rusznyák, I.: Die Eiweißkörper des Blutplasmas. Dresden: Steinkopff, 1938

Berger, L., Yü, T. F.: Renal function in gout. IV. An analysis of 524 gouty subjects including long-term follow-up studies. Am. J. Med. *59*, 605–613 (1975)

Berliner, R. W., Hilton, J. G., Yü, T. F., Kennedy, T. J., Jr.: The renal mechanism for urate excretion in man. J. Clin. Invest. *29*, 396 (1950)

Beyer, K. H., Wiebelhaus, V. D., Tillson, E. K., Russo, H. F., Wilhoyte, K. M.: „Benemid" p-(di-n-propylsulfamyl-)benzoic acid: inhibition of glycine conjugate reactions. Proc. Soc. Exp. Biol. (N. Y.) *74*, 727 (1950)

Bibus, B.: Gicht und Uratsteinbildung der Harnwege, Wien. Med. Wochenschr. *80*, 416 (1968)

Bickel, H., Matzkies, F., Fekl, W., Berg, G.: Verwertung und Stoffwechselverhalten von

Sorbit während parenteraler Langzeitinfusion. Dtsch. Med. Wochenschr. *98*, 2079–2083 (1973)

Bien, E. J., Yü, T. F., Benedict, J. D., Gutman, A. E., Stetten, D.: The relation of dietary nitrogen consumption to the rate of uric acid synthesis in normal and gouty man. J. Clin. Invest. *32*, 778 (1953)

Bishop, Ch., Rand, R., Talbott, J. H.: The effect of Benemid (P- DI-N-Propylsulfamyl-Benzoic Acid) on uric acid metabolism in one normal and one gouty subject. J. Clin. Invest. *30*, 889 (1951)

Blanchard, K. C., Maroske, D., May, D. G., Weiner, I. M.: Uricosuric potency of 2-substituted analogs of probenecid. J. Pharmacol. Exp. Ther. *180*, 397 (1972)

Bluestone, R., Kippen, J., Klinenberg, J. R.: Effects of drugs on urate binding to plasma proteins. Br. Med. J. *IV*, 590 (1969)

Bluestone, R., Waisman, J., Klinenberg, J. R.: Chronic experimental hyperuricemic nephropathy: biochemical and morphological characterization. Lab. Invest. *33*, 273–279 (1975)

Bode, Ch., Schuhmacher, H., Goebell, H., Zelder, O., Pelzel, H.: Fructose induced depletion of liver adenin nucleotides in man. Horm. Metab. Res. *3*, 289–290 (1971)

Boger, W. P., Beatty, J. O., Pitts, F. W., Flippin, H. F.: The influence of a new benzoic acid derivative on the metabolism of paraamino-salicylic acid (PAS) and penicillin. Ann. Intern. Med. *33*, 18 (1950)

Boner, G., Steele, T. H.: Relationship of urate and p-aminohippurate secretion in man. Am. J. Physiol. *225*, 100 (1973)

Boston Collaborative Drug Surveillance Program: Excess of ampicillin rashes associated with allopurinol or hyperuricemia. N. Engl. J. Med. *286*, 505 (1972)

Boston Collaborative Drug Surveillance Program: Allopurinol and cytotoxic drugs. Interaction in relation to bone marrow depression. JAMA *227*, 1036 (1974)

Böwering, J., Calloway, D. H., Margen, S., Kaufmann, N. A.: Dietary protein level and uric acid metabolism in normal man. J. Nutr. *100*, 249 (1969)

Brochner-Mortensen, K.: Uric acid in blood and urine. Acta med. Scand [Suppl.] *134*, (1937)

Brodan, V., Brodanova, M., Kuhn, E., Filip, J., Pechar, J.: Ammonia and uric acid formation after rapid intravenous fructose administration to healthy subjects and patients with compensated cirrhosis of the liver. Nutr. Metab. *19*, 233–241 (1975)

Broekhuysen, J., Pacco, M., Sion, R., Demenlenaese, L., van Hee, M.: Metabolism of benzbromarone in man. Eur. J. Clin. Pharmacol. *4*, 125 (1972)

Buchborn, E., Wenk, M.: Harnsäureausscheidung unter Longacid beim Gesunden und bei chronischer Gicht. Klin. Wochenschr. *32*, 564 (1954)

Burian, Schur, 1900, 1901, 1903, nach Griebsch, A.: Purine aus Ernährungslehre und Diätetik, Bd. 2, Teil 1, Allgemeine und spezielle Ernährung. Stuttgart: Thieme 1978

Burns, J. J., Yü, T. F., Ritterband, A., Perel, J. M., Gutman, A. B., Brodie, B. B.: A potent new uricosuric agent, the sulfoxide metabolite of the phenylbutazone analogue, G-25 671. J. Pharmacol. Exp. Ther. *119*, 418 (1957)

Burns, J. J., Yü, T. F., Berger, L., Gutmann, A. B.: Zoxazolamine. Physiological disposition, uricosuric properties. Am. J. Med. *25*, 401 (1958)

Cartier, P., Hamet, M., Masbernard, A.: In vivo action of a hypouricemic derivate of benzofuran on purine metabolism. Unveröffentlicht, zitiert nach Heel et al. (1977)

Caskey, C. T., Ashton, D. M., Wyngaarden, J. B.: Enzymology of feedback-inhibition of glutamine-phosphoribosylpyrophosphate amidotransferase by purineribonucleotides. J. Biol. Chem. *239*, 2570 (1964)

Cathcart, E. P.: Über die Zusammensetzung des Hungerharns. Biochem. *6*, 109 (1907)

Chang, Y. H., Malawista, S. E.: Mechanism of action of colchicine. IV. Failure of nonleucopenic doses of colchicine to suppress urate crystal-induced canine joint inflammation. Inflammation *1*, 143–150 (1976)

Coe, F. L.: Hyperuricosurie calcium oxalate nephrolithiasis. Kidney Int. *13*, 418–426 (1978)

Coe, F. L., Raisen, L.: Allopurinol treatment of uric acid disorders in calcium-stone formers. Lancet *I*, 129 (1973)

Creasey, W. A., Hankin, L., Handschumacher, R. E.: Fatty livers induced by orotic acid. I. Accumulation and metabolism of lipids. J. Biol. Chem. *236*, 2064 (1961)

Cristofori, F. C., Duncan, G. C.: Uric acid excretion in obese subjects during periods of total fasting. Metabolism *13*, 303–311 (1964)

Dantzler, W. H.: Characteristics of urate transport by isolated perfused snake tubules. Am. J. Physiol. *224*, 445 (1973)

Dayton, P. G., Sicam, L. E., Landran, M., Burns, J. J.: Metabolism of sulfinpyrazone (anturane) and other thio analogues of phenylbutazone in man. J. Pharmacol. Exp. Ther. *132*, 287 (1961)

Dayton, P. G., Yü, T. F., Chen, W., Berger, L., West, L. A., Gutman, A. B.: The physiological disposition of probenecid, including renal clearance in man, studied by an improved method for its estimation in biological material. J. Pharmacol. Exp. Ther. *140*, 278 (1963)

Davidson, S., Passmore, R., Brock, J. F., Truswell, A. S.: Human nutrition and dietetics, 7th ed. Edinburgh, London, New York: Churchill Livingstone 1979

Delbarre, F., Auscher, C., DeGery, A., Brouilhet, J., Olivier, J. L.: Le traitement de la dyspurinié goutteuse par la mercaptopyrazolopyrimidine. Press. Med. *76*, 2329 (1968)

Delbarre, F., Amor, B., Auscher, C., DeGery, A.: Treatment of gout with allopurinol, a study of 106 cases. Ann. Rheum. Dis. *25*, 627 (1966)

Delbarre, F., Auscher, C., Olivier, J. L., Rose, A.: Traitement des hyperuricémies et de la goutte par des dérivés du benzofuranne. Sem. Hop. Paris *43*, 1127 (1967)

Deltour, G., Broekhuysen, J., Ghislain, M., Bourgeois, F., Binon, F.: Recherches dans la série des benzofurannes. XXI. Effet inhibiteur de dérivés benzofuranniques sur la xanthine oxidase hépatique du rat in vitro. Arch. Int. Pharmacodyn. *161*, 25 (1967)

Dent, C. E., Philpott, G. R.: Xanthinuria, an inborn error (or deviation) of metabolism. Lancet *I*, 182 (1954)

Diamond, H. S.: Uricosuric drugs. In: Uric acid. Kelley, W. N., Weiner, J. M. (eds.): pp 459–484. Berlin, Heidelberg, New York: Springer 1978

Diamond, H. S., Paolino, J. S.: Evidence for a post-secretory reabsorptive site for uric acid in man. J. Clin. Invest. *52*, 1491 (1973)

Dieterle, W., Faigle, J. W., Moppert, J.: New metabolites of sulfinpyrazone in man. Arzneim. Forsch. *30*, 989 (1980)

Duggan, D. E., Hogans, A. F., Kwan, K. C., Mc Mahon, F. G.: The metabolism of indomethacin in man. J. Pharmacol. Exp. Ther. *181*, 563–575 (1972)

Elion, G. B.: Enzymatic and metabolic studies with allopurinol. Ann. Rheum. Dis. *25*, 608 (1966)

Elion, G. B.: Allopurinol and other inhibitors of urate synthesis. In: Uric acid. Kelley, W. N., Weiner, J. M. (eds.) p. 485, Berlin, Heidelberg, New York: Springer 1978

Elion, G. B., Hitchings, G. H.: Azathioprine. In: Handbook of exp. Pharmacology. Vol. 38 2. Sartorelli, A. C., Johns, D. G. (eds.) pp 404–425. Berlin, Heidelberg, New York: Springer 1975

Elion, G. B., Callahan, S., Nathan, H., Bieber, S., Rundles, R. W., Hitchings, G. H.: Enzymatic and metabolic studies with allopurinol. Ann. Rheum. Dis. *25*, 608 (1966)

Elion, G. B., Yü, T. F., Gutman, A. B., Hitchings, G. H.: Renal clearance of oxipurinol, the chief metabolite of allopurinol. Am. J. Med. *45*, 69 (1968)

Emmerson, B. T.: A comparison of uricosuric agents in gout with special reference to sulphinpyrazone. Med. J. Austr. *1*, 839 (1963)

Emmerson, B. T.: Discussion. Symposium on allopurinol. Ann. Rheum. Dis. *25*, 622 (1966)

Emmerson, B. T.: Effect of oral fructose on urate production. Ann. Rheum. Dis. *33*, 276–280 (1974)

Emmerson, B. T.: Abnormal urat excretion associated with renal and systematic disorders, drugs and toxins. In: Uric Acid Kelley, W. N., Weiner, J. M. (eds.). Berlin, Heidelberg, New York: Springer 1978

Ernährungsbericht 1976. Hrsg.: Deutsche Gesellschaft für Ernährung e. V. im Auftrag des BMJFG und BMELF. Frankfurt/Main: Verlag Henrich (1976)

Fanelli, G. M., Bohn, D. L., Reilly, S. S., Weiner, J. M.: Effects of mercurial diuretics on renal transport of urate in the chimpanzee. Am. J. Physiol. *224*, 985 (1973)

Fessel, W. J.: Renal outcomes of gout and hyperuricemia. Am. J. Med. *67*, 74–82 (1979)

Flower, R. J.: Drugs which inhibit prostaglandin synthesis. Pharmacol. Rev. *26*, 33–67 (1974)

Förster, H., Zagel, D.: Stoffwechseluntersuchungen während und im Anschluß an Dauerinfusionen von Glukose und von Zuckeraustauschstoffen. Dtsch. Med. Wochenschr. *99*, 1300–1304 (1974)

Förster, H., Ziege, M.: Anstieg der Serumharnsäurekonzentration nach oraler Zufuhr von Fruktose, Sorbit und Xylit. Z. f. Ernährungswiss. *10*, 394–396 (1971)

Förster, H., Meyer, E., Ziege, M.: Erhöhung von Serumharnsäure und Serumbilirubin nach hochdosierten Infusionen von Sorbit, Xylit und Fruktose. Klin. Wochenschr. *48*, 878–879 (1970)

Fox, I. J., Kelley, W. N.: Studies on the Mechanism of fructose-induced hyperuricemia in man. Metabolism *21*, 713–721 (1972)

Fox, J. H., Wyngaarden, J. B., Kelley, W. N.: Depletion of erythrocyte phosphoribosylpyrophosphate in man, a newly observed effect of allopurinol. N. Engl. J. Med. *283*, 1177 (1970a)

Fox, R. M., Royse-Smith, D., O'Sullivan, W. J.: Orotidinuria induced by allopurinol. Science *168*, 861 (1970b)

Fox, R. M., Wood, M. H., O'Sullivan, W. J.: Studies on the coordinate activity and lability of orotidylate phosphoribosyltransferase and decarboxylase in human erythrocytes and the effects of allopurinol administration. J. Clin. Invest. *50*, 1050 (1971)

Frank, O.: Untersuchungen über die Häufigkeit von Störungen des Lipid- und Kohlenhydratstoffwechsels bei primärer Gicht und symptomloser Hyperurikämie. Wien. Klin. Wochenschr. *86*, 252–256 (1974)

Friend, D. G.: Uricosuric drugs. Practitioner *200*, 153 (1968)

Fulop, M., Drabkin, A.: Potassium depletion syndrome secondary to nephropathy apparently caused by „outdated" tetracycline. N. Engl. J. Med. *272*, 986 (1965)

Garcia, D. A., Yendt, E. R.: The effects of probenecid and thiazides and their combination on the urinary excretion of electrolytes and on acid-base equilibrium. Canad. Med. Assoc. J. *103*, 473 (1970)

Garrod: (1863) aus McLachlan, M. J., Rodnan, G. P.: Effects of food, fast and alcohol on serum uric acid and acute attacks of gout. Am. J. Med. *42*, 38–57 (1967)

Gaultier, M., Kaufer, A., Bismuth, C., Cratic, P., Fréjaville, J.-P.: Donées actuelles sur l'intoxication aigue par la colchicine. Ann. Med. Interne *12*, 605–618 (1969)

Gibson, H. V., Doisy, E. A.: A note on the effect of some organic acids upon the uric acid excretion in man. J. Biol. Chem. *55*, 605–610 (1923)

Gibson, T., Simmonds, H. A., Potter, C. S.: A controlled study of longterm allopurinol treatment on renal function in gout. J. Clin. Chem. Clin. Biochem. *17*, 408–412 (1979)

Gibson, T., Highton, J., Potter, C., Simmonds, H. A.: Renal impairment and gout. Ann. Rheum. Dis. *39*, 417–423 (1980)

Glogner, P.: Metabolism of tolbutamine and cyclamate. Hum. Genet. *9*, 230 (1970)

Goldfinger, S., Klinenberg, J. R., Seegmiller, J. E.: Renal retention of uric acid induced by infusion of β-hydroxybutyrate and acetoacetate. N. Engl. J. Med. *272*, 351–355 (1965)

Goodman, L. S., Gilman, A.: The pharmacological basis of therapeutics, 4th ed. Macmillan 1971

Grafe, E.: Die Gicht. Dtsch. Med. Wochenschr. *78*, 867–890 (1953)

Greenbaum, D., Ross, J. H., Steinberg, V. L.: Renal biopsy in gout. Brit. Med. J. *I*, 1502–1504 (1961)

Greene, M. L., Fujimoto, W. Y., Seegmiller, J. E.: Urinary xanthine stones – a rare complication of allopurinol therapy. N. Engl. J. Med. *280*, 426 (1969)

Greene, M. L., Marcus, R., Aurbach, G. D., Kazam, E. S., Seegmiller, J. E.: Hypouricemia due to isolated renal tubular defect. Dalmation dog mutation in man. Am. J. Med. *53*, 361 (1972)

Greger, R., Lang, F., Deetjen, P.: Handling of uric acid by the rat kidney. I. Microanalysis of uric acid in proximal tubular fluid. Pflügers Arch. *324*, 279 (1971)

Greger, R., Lang, F., Deetjen, P.: Urate handling by the rat kidney. IV. Reabsorption in the loops of Henle. Pflügers Arch. *352*, 115 (1974)

Greiling, H.: Zur klinischen Biochemie der Gicht. Dtsch. Med. Wochenschr. *10*, 336 (1969)

Griebsch, A.: Diät einschließlich experimenteller Grundlagen. In: Handbuch der inneren Medizin, Bd. 7/3, 5. Aufl., Zöllner, N., Gröbner, W. (Hrsg.) Berlin, Heidelberg, New York: Springer 1976

Griebsch, A.: Purine. In: Ernährungslehre und Diätetik, Bd. 2/1. Allgemeine und spezielle Ernährung. Stuttgart: Thieme 1978

Griebsch, A., Kaiser, W.: Einfluß exogener Purine auf den Harnsäurestoffwechsel. Handbuch der inneren Medizin, Bd. 7/3, 5. Aufl. Zöllner, N., Gröbner, W. (Hrsg.). pp 123–137, Berlin, Heidelberg, New York: Springer 1976

Griebsch, A., Zöllner, N.: Verhalten des Harnsäurespiegels im Plasma unter dosierter Zufuhr von Nukleinsäuren. Verh. Dtsch. Ges. Inn. Med. *76*, 849–853 (1970a)

Griebsch, A., Zöllner, N.: Über die dosisabhängige Wirkung von oral verabreichter DNA und RNA auf Harnsäurespiegel und Harnsäureausscheidung des Gesunden und des Hyperurikämikers. Hoppe Seylers Z. Physiol. Chem. *351*, 1297–1298 (1970b)

Griebsch, A., Zöllner, N.: Harnsäure-Plasmaspiegel und renale Harnsäureausscheidung bei Belastung mit Algen, einer purinreichen Eiweißquelle. Verh. Dtsch. Ges. Inn. Med. *77*, 173–177 (1971)

Griebsch, A., Zöllner, N.: Normalwerte der Plasmaharnsäure in Süddeutschland. Vergleich mit Bestimmung vor 10 Jahren. Z. Klin. Chem. Biochem. *11*, 346 (1973)

Griebsch, A., Zöllner, N.: Effect of Ribomononucleotides given orally on uric acid production in man. Adv. Exp. Med. and Biol. *41 B*. 443 (1974)

Griebsch, A., Zöllner, N.: Wirkung von Thiopurinol auf die renale Harnsäure- und Oxypurinausscheidung des Menschen unter modifizierter Formeldiät mit konstantem Puringehalt. Verh. Dtsch. Ges. Inn. Med. *81*, 1462 (1975)

Gröbner, W., Zöllner, N.: Zur Beeinflussung der Purin- und Pyrimidinsynthese durch Allopurinol. Klin. Wochenschr. *53*, 255 (1975)

Gröbner, W., Kelley, W. N.: Effect of allopurinol and its metabolic derivatives on the configuration of human orotate phosphoribosyltransferase and orotidyldecarboxylase. Biochem. Pharmacol. *24*, 379 (1975)

Gröbner, W., Zöllner, N.: Uricosurica. In: Gicht. Handbuch der inneren Medizin, Bd. 7/3. Zöllner, N., Gröbner, W. (Hrsg.) pp 491–535. Berlin, Heidelberg, New York: Springer 1976

Gröbner, W., Zöllner, N.: The influence of dietary purines and pyrimidines on purine and pyrimidine biosynthesis in man. Nutr. Metabol. *21*, 26 (1977)

Gröbner, W., Walter, I., Rauch-Janßen, A., Zöllner, N.: The influence of allopurinol in customary and slow release preparation on different parameters of purine and pyrimidine metabolism. Adv. Exp. Med. Biol. *768*, pp 269 (1977)

Gross, A., Girard, V.: Über die Wirkung von Benzbromaron auf Urikämie und Urikosurie. Med. Welt *23*, 133 (1972)

Grunst, J., Dietze, G., Wicklmeyr, M., Hoppe, F., Mehnert, H.: Einfluß parenteraler Fruktose- bzw. Glukosezufuhr auf die Harnsäurebildung und Phosphataufnahme der menschlichen Leber. Z. Ernährungswiss. *14*, 259–267 (1975)

Grunst, J., Dietze, G., Wicklmayr, M.: Effect of ethanol on uric acid production of human liver. Second European Nutrition Conference, Munich 1976. Nutr. Metab. [Suppl. 1], *21*, 138–141 (1977)

Gutman, A. B.: Uric acid metabolism and gout. Am. J. Med. *9*, 799 (1950)

Gutman, A. B.: Treatment of primary gout: the present status. Arthritis Rheum. *8*, 911 (1965)

Gutman, A. B.: Uricosuric drugs, with special reference to probenecid and sulfinpyrazone. Adv. Pharmacol. *4*, 91 (1966)

Gutman, A. B., Yü, T. F.: Benemid (p-(Di-n-propylsulfamyl)-benzoic acid) as uricosuric agent in chronic gouty arthritis. Trans. Assoc. Am. Physicians *64*, 279 (1951)

Gutman, A. B., Yü, T. F.: Protracted uricosuric therapy in tophaceous gout. Lancet *II*, 1258 (1957a)

Gutman, A. B., Yü, T. F.: Renal function in gout. With a commentary on the renal regulation of urate excretion, and the role of the kidney in the pathogenesis of gout. Am. J. Med. *23*, 600 (1957b)

Gutman, A. B., Yü, T. F.: A three-component system for regulation of renal excretion of uric acid in man. Trans. Assoc. Am. Physicians *74*, 353 (1961)

Gutman, A. B., Yü, T. F., Sirota, J. H.: A study by simultaneous clearance techniques of salicylate excretion in man. Effect of alkalinization of the urine by bicarbonate administration; effect of probenecid. J. Clin. Invest. *34*, 711 (1955)

Gutman, A. B., Yü, T. F., Sirota, J. H.: Contrasting effects of bicarbonate and diamox with equivalent alkalization of urine on salicylate uricosuria in man. Fed. Proc. *15*, 85 (1956)

Gutman, A. B., Yü, T. F., Berger, L.: Tubular secretion of urate in man. J. Clin. Invest. *38*, 1778 (1959)

Gutman, A. B., Dayton, P. G., Yü, T. F., Berger, L., Chen, W., Sicam, I. E., Burns, J. J.: A study of the inverse relationship between pK and rate of renal excretion of phenylbutazone analogs in man and dog. Am. J. Med. *29*, 1017 (1960)

Gutman, A. B., Yü, T. F., Berger, L.: Renal function in gout. III. Estimation of tubular secretion and reabsorption of uric acid by use of pyrazinamide (pyrazinoic acid). Am. J. Med. *47*, 575 (1969)

Hall, A. P. L.: Correlations among hyperuricemia, hypercholesterinemia, coronary disease and hypertension. Arthritis Rheum. *8*, 846–852 (1965)

Hall, A. P., Barry, P. E., Dawter, T. R., Mc Namara, P. M.: Epidemiology of gout and hyperuricemia. A long-term population study. Am. J. Med. *42*, 27–37 (1967)

Hansen, O. E.: Hyperuricemia, gout and atherosclerosis. Am. Heart J. *72*, 570–573 (1966)

Harding, V. J., Allin, K. D., Eagles, B. A., van Wyck, H. B.: The effect of high fat diets on the content of uric acid in the blood. J. Biol. Chem. *63*, 37 (1925)

Harding, V. J., Allin, K. D., Eagles, B. A.: Influence of fat and carbohydrate diets upon the level of blood uric acid. J. Biol. Chem. *74*, 631–634 (1927)

Hartmann, H., Hoos, J., Förster, H.: Influence of sugar substitutes and of ethanol on purine metabolism. Second European Nutrition Conference, Munich 1976. Nutr. Metab. [Suppl. 1] *21*, 141–144 (1977)

Hartung, E. F.: History of the use of colchicine and related medicaments in gout with suggestions for further research. Ann. Rheum. Dis. *13*, 190–200 (1953)

Hartung, R.: Die Bedeutung der Harnsäure bei der Kalziumoxalat-Nephrolithiasis. Münch. Med. Wochenschr. *117*, 387 (1975)

Hatfield, P. J., Simmonds, H. A.: Uric acid and the kidney. Guy's Hosp. Rep. *123*, 271 (1974)

Hatfield, P. J., Simmonds, H. A., Cameron, J. S.: Uric acid transport in the pig kidney. In: Amino acid transport and uric acid transport. Silbernagl, S., Lang, F., Greger, R. (Hrsg.) S. 156. Stuttgart: Thieme, 1976

Hautmann, R., Hering, F. J., Lutzeyer, W.: Effects and side effects of cellulose phosphate and succinate in long-term treatment of hypercalciuria or hyperoxaluria. J. Urol. *120*, 712–715 (1978)

Healey, L. A., Harrison, M., Decker, J. L.: Uricosuric effect of chlorprothixene. N. Engl. J. Med. *272*, 526 (1965)

Heel, R. C., Brogden, R. N., Speight, T. M., Avery, G. S.: Benzbromarone: A review of its pharmacological properties and therapeutic use in gout and hyperuricaemia. Drugs *14*, 249 (1977)

Heuckenkamp, P. U., Zöllner, N.: Fructose-induced hyperuricaemia. Lancet *II*, 808–809 (1971)

Heuckenkamp, P. U., Zöllner, N.: Xylitbilanz während mehrstündiger Infusionen mit konstanten Zufuhrraten bei gesunden Menschen. Klin. Wochenschr. *30*, 1063–1065 (1972)

Hertz, Ph., Jager, H., Richardson, J.: Probenecid-induced nephrotic syndrome. Arch. Pathol. *94*, 241 (1972)

Heyden, S.: Risikofaktoren für das Herz. Boehringer Mannheim GmbH, Mannheim (1974)

Hirschstein, L. I.: Die Beziehungen der endogenen Harnsäure zur Verdauung. Arch. Exp. Path. Pharmakol. *57*, 229 (1907)

Hitchings, G. H.: Effects of Allopurinol in relation to purine biosynthesis. Ann. Rheum. Dis. *25*, 601 (1966)

Holmes, E. W., McDonald, J. A., McCord, J. M., Wyngaarden, J. B., Kelley, W. N.: Human glutamine phosphoribosylpyrophosphate-amidotransferase: Kinetic and regulatory properties. J. Biol. Chem. *248*, 144 (1973)

Huguley, C. M., Brain, J. A., Rivers, S. L., Scoggins, R. B.: Refractory megaloblastic anaemia associated with excretion of orotic acid. Blood *14*, 615 (1959)

Isomaeki, H., Krens, K. E.: Serum uric acid in respiratory acidosis. Acta Med. Scand. *184*, 293 (1968)

Jarzobski, J., Ferry, J., Wombolt, D., Fitsch, D. M., Egan, J. D.: Vasculitis with allopurinol therapy. Am. Heart J. *79*, 116 (1970)

Jenkins, P., Rieselbach, R. E.: Unique characteristics of the mechanism for reabsorption of filtered versus secreted urate (Abstr.) Proc. Am. Soc. Clin. Invest. 1974, p. 36a

Kann, J. E. jr., Wells, J. H., Gallelli, J. F., Schein, P. S., Cooney, D. A., Smith, E. R., Seegmiller, J. E., Carbone, P. P.: The development and use of an intravenous preparation of allopurinol. Am. J. Med. Sci. *256*, 53 (1968)

160

Kantor, G. L.: Epidermal necrolysis, azotemia and death after allopurinol. JAMA *212*, 478 (1970)

Kelley, W. N.: Hypoxanthine-guanine-phosphoribosyltransferase-deficiency in the Lesch-Nyhan-syndrome and gout. Fed. Proc. *27*, 1047 (1968)

Kelley, W. N., Beardmore, T. D.: Allopurinol: alteration in pyrimidine metabolism in man. Science *169*, 388 (1970)

Kelley, W. N., Rosenbloom, F. M., Miller, J., Seegmiller, J. E.: An enzymatic basis for variation in response to allopurinol. Hypoxanthine-guanine-phosphoribosyltransfe-rase-deficiency. N. Engl. J. Med. *278*, 287 (1968)

Kelley, W. N., Greene, M. L., Fox, I. H., Rosenbloom, F. M., Levy, R. J., Seegmiller, J. E.: Effects of orotic acid on purine and lipoprotein metabolism in man. Metabolism *19*, 1025 (1970)

Kelley, W. N., Gröbner, W., Holmes, E.: Current concepts in the pathogenesis of hyperuricemia. Metabolism *22*, 939 (1973)

Kersley, G. D., Cook, E. R., Tovey, D. C. J.: Value of uricosuric agents and in particular of G-28 315 in gout. Ann. Rheum. Dis. *17*, 326 (1958)

Khachadurian, A. K., Arslanian, M. J.: Hypouricemia due to renal uricosuria. Ann. Intern. Med. *78*, 547 (1973)

Kippen, I., Nakata, N., Honda, S., Klinenberg, J. R.: Uptake of uric acid by separated renal tubules of the rabbit. II. Effects of drugs. J. Pharmacol. Exp. Ther. *201*, 226 (1977)

Klinenberg, J. R., Goldfinger, S. E., Seegmiller, J. E.: The effectiveness of the xanthine oxidase inhibitor allopurinol in the treatment of gout. Ann. Intern. Med. *62*, 639 (1965)

Klußmann, R.: Der Gichtpatient und sein Krankheitsbewußtsein. Med. Klin. *76*, 78–82 (1981)

Koch-Weser, J., Sellars, E. M.: Binding of drugs to serum albumin. N. Engl. J. Med. *294*, 311 (1976)

Kolb, F. O., Rukes, J. M.: Effects of benemid (probenecid) in the treatment of hypoparathyreoidism and pseudohypoparathyreoidism. J. Clin. Endocrinol. *14*, 785 (1954)

Kolle, P.: Der Harnsäurestein. Neue Wege der Therapie. Münch. Med. Wochenschr. *5*, 243–248 (1967)

Kollwitz, A.-A.: Die Behandlung und Prophylaxe von Harnsäuresteinen der Niere durch orale Alkalisierung. Dtsch. Med. Wochenschr. *28*, 1257–1259 (1966)

Korting, H. C., Lesch, R.: Acute cholangitis after allopurinol treatment. Lancet *I*, 275 (1978)

Kovarsky, J., Holmes, E. W., Kelley, W. N.: Absence of significant urate binding to human serum proteins. Clin. Res. *24*, 331 A (1976)

Kramp, R. A., Lenoir, R.: Distal permeability to urate and effects of benzofuran derivatives in the rat kidney. Am. J. Physiol. *228*, 975 (1975)

Krenitsky, T. A., Elion, G. B., Strelitz, R. A., Hitchings, G. H.: Ribonucleosides of allopurinol and oxoallopurinol. J. Biol. Chem. *242*, 2675 (1967)

Kuzell, W. C., Glover, R., Gibbs, J., Blau, R.: Effect of anturane on serum uric acid and cholesterol in gout. A long-term study. Acta Rheum. Scand. [Suppl.] *8*, 31 (1964)

Kuzell, W. C., Seebach, L. M., Glover, R. P., Jackman, A. E.: Treatment of gout with allopurinol and sulphinpyrazone in combination and with allopurinol alone. Ann. Rheum. Dis. *25*, 634 (1966)

Lang, F.: Parameter und Mechanismen der Harnsäurebehandlung in der Rattenniere. Habilitationsschrift, Innsbruck 1977

Lang, F., Greger, R., Oberleithner, H., Griss, E., Lang, K., Pastner, D., Dittrich, P., Deetjen, P.: Renal handling of urate in healthy man in hyperuricemia and renal insufficiency: circadian fluctuation, effect of water diuresis and of uricosuric agents. Eur. J. Clin. Invest. *10*, 285 (1980)

Lecocq, F. R., Mc Phaul, J. J.: The effects of starvation, high fat diets, and ketone infusions on uric acid balance. Metabolism *14*, 186–197 (1965)

Lee, I. K. (1977) zitiert nach Heel et al. (1977)

Lettre, H.: Some investigations on cell behavior under various conditions. Cancer Res. *12*, 847–860 (1952)

Levinson, D. J., Sørensen, L. B.: Renal handling of uric acid in normal and gouty subjects: evidence for a 4-component system. Ann. Rheum. Dis. *39*, 173 (1980)

Lieber, C. S., Davidson, C. S.: Some metabolic effects of ethyl Alcohol (Editorial) Am. J. Med. *33*, 319–327 (1962)

Lieber, C. S., Jones, D. P., Losowsky, M. S., Davidson, C. S.: Interrelation of uric acid and ethanol metabolism in man. J. Clin. Invest. *41*, 1863–1870 (1962)

Löffler, W., Gröbner, W., Zöllner, N.: Influence of dietary protein on serum and urinary uric acid. Adv. Exp. Med. Biol. *122A*, 209–215 (1980)

Löffler, W., Gröbner, W., Zöllner, N.: Über die Hemmung der endogenen Harnsäuresynthese durch Allopurinol. Verh. Dtsch. Ges. Inn. Med. *87*, 999 (1981)

Lohmöller, G., Mützel, M., Schuchard, J., Lydtin, H.: Uricosuric effect of tielinic acid in normo- and hyperuricaemic hypertensive patients. Postgr. Med. J. [Suppl. 3] *55*, 68–74 (1979)

Lyons, A. S., Petrucelli, R. J.: Geschichte der Medizin im Spiegel der Kunst. Du Mont, Köln (1980)

Mäenpää, P. H., Raivio, K. O., Kekomäki, M. P.: Liver Adenine Nucleotides: Fructose induced depletion and its effect on protein synthesis. Science *161*, 1253–1254 (1968)

Malawista, S. E.: The action of colchicine in acute gouty arthritis. Arthritis Rheum. *18*, 835–846 (1975)

Malawista, S. E., Chang, Y. H., Wilson, L.: Lumicolchicine: Lack of antiinflammatory effect. Arthritis Rheum. *15*, 641–643 (1972)

Matzkies, F., Abidin, Z.: Harnsäuresenkende Wirkung eiweißreicher Diät. Fortschr. Med. *98*, 606–607 (1980)

Matzkies, F., Berg, G.: Zur Wirkung einer täglichen Einzeldosis von 300 mg Allopurinol auf die Serumharnsäure und die Uratausscheidung bei Gichtpatienten. Dtsch. med. Wochenschr. *99*, 2264 (1974)

Matzkies, F., Berg, G.: The uricosuric action of amino acids. J. Clin. Chem. Clin. Biochem. *14*, 308 (1976)

Matzkies, F., Berg, G., Mädl, H.: Über die urikosurische Wirkung von Protein beim Menschen. Aktuel. Ernährung *4*, 201–202 (1979)

Mauer, E. F.: The toxic effects of phenylbutazone. N. Engl. J. Med. *253*, 404–410 (1955)

May, D. C., Jarboe, C. H.: Inhibition of clearance of dyphylline by probenecid. N. Engl. J. Med. *304*, 791 (1981)

May, P., Lux, B.: Gichtbehandlung und Prophylaxe mit Urikosurika. Dtsch. Ärzteblatt *74*, 1593 (1977)

Mayrs, E. D.: Secretion as a factor in eliminiation by the bird's kidney. J. Physiol. *58*, 276 (1924)

McCarthy, D. D., Ogryzlo, M. A.: Effect of fasting on uric acid excretion by the kidney. Arthritis Rheumat. *3*, 280–281 (1960)

McCollister, R. J., Gilbert, W. R., Ashton, D. M., Wyngaarden, J. B.: Pseudofeedback inhibition of purine synthesis by 6-mercaptopurine ribonucleotide and other purine analogues. J. Biol. Chem. *239*, 1560 (1964)

Mc Cracken, J. P., Owen, P. S., Pratt, J. H.: Gout: still a forgotten disease. JAMA *131*, 367–372 (1946)

McKinney, S. E., Peck, H. M., Bochey, J. M., Byhan, B. B., Schuchardt, G. S., Beyer,

K. H.: Benemid (p-di-n-propylsulfamyl)-benzoic acid: toxicologic properties. J. Pharmacol. Exp. Ther. *102*, 208 (1951)

McLachlan, M. J., Rodnan, G. P.: Effects of food, fast and alcohol on serum uric acid and acute attacks of gout. Am. J. Med. *42*, 38–57 (1967)

Mehnert, H., Förster, H.: Fructose-induced hyperuricaemia. Lancet *II*: 1205 (1967)

Meisel, A. D., Diamond, H. S.: Inhibition of probenecid uricosuria by pyrazinamide and paraaminohippurate. Am. J. Physiol. *232*, F222 (1977)

Mertz, D. P.: Veränderungen der Serumkonzentration von Harnsäure unter der Wirkung von Benzbromaron. Münch. Med. Wochenschr. *111*, 491 (1969)

Mertz, D. P.: Vermindertes Risiko bei der Behandlung von Gicht und Hyperurikämie. Dtsch. med. Wochenschr. *101*, 1288 (1976)

Mertz, D. P., Babucke, G.: Epidemiologie und klinisches Bild der primären Gicht-Beobachtungen zwischen 1948 und 1968. Münch. Med. Wochenschr. *113*, 617–624 (1971)

Mertz, D. P., Kaiser, V., Klöpfer-Zaar, M., Beisbarth, H.: Fett und Harnsäurestoffwechsel unter der akuten Wirkung von Xylit. Klin. Wochenschr. *50*, 1097–1106 (1972b)

Mertz, D. P., Kaiser, V., Klöpfer-Zaar, M., Beisbarth, H.: Serumkonzentrationen verschiedener Lipide und von Harnsäure während 2wöchiger Verabreichung von Xylit. Klin. Wochenschr. *50*, 1107–1111 (1972a)

Michael, S. T.: The relation of uric acid excretion to blood uric acid in man. Am. J. Physiol. *141*, 71–74 (1944)

Mousanabe-Puyanne, A. (1977) zitiert nach Heel et al. (1977)

Mudge, G. H.: Inhibitors of tubular transport of organic compounds. In: The pharmacological basis of therapeutics. Goodman Gilman, A., Goodman, L. S., Gilman, A. (eds.) New York: Macmillan 1980

Müller, M. M., Fuchs, H., Pischek, G., Bresnik, W.: Purinstoffwechsel und Harnsäurepool bei Gichtpatienten unter Benzbromarontherapie. Therapiewoche *25*, 514 (1975)

Myers, A. R., Epstein, F. H., Dodge, H. J., Mikkelsen, W. M.: The relationship of serum uric acid to risk factors in coronary heart disease. Am. J. Med. *45*, 520–528 (1968)

Narins, R. G., Weisberg, J. S., Myers, A. R.: Effects of carbohydrates on uric acid metabolism. Metabolism. *23*, 455–465 (1974)

Nivet, M., Marcovici, J., Lauruelle, P., Farah, M.: Note préliminaire sur l'action d'un benzofurane sur l'uricémie. Soc. Méd. Hop. Paris *116*, 1187 (1965)

Nugent, C. A., Tyler, F. H.: The renal excretion of uric acid in patients with gout and in nongouty subjects. J. Clin. Invest. *39*, 1890–1898 (1959)

O'Brien, W. M.: Indomethacin: a survey of clinical trials. Clin. Pharmacol. Ther. *9*, 94–107 (1968)

O'Connor, W. J., Summerill, R. A.: The effect of a meal of meat on glomerular filtration rate in dogs at normal urine flows. J. Physiol. *256*, 81 (1976)

Ogryzlo, M. A.: Hyperuricemia induced by high fat diets and starvation. Arthritis Rheumat. *8*, 799–822 (1965)

Ogryzlo, M. A., Harrison, J.: Evalution of uricosuric agents in chronic gout. Ann. Rheum. Dis. *16*, 425 (1957)

Padova, J., Bendersky, G.: Hyperuricemia in diabetic ketoacidosis. N. Engl. J. Med. *267*, 530–534 (1962)

Padova, J., Patchefsky, A., Onesti, G., Faludi, G., Bendersky, G.: The effect of glucose loads on renal uric acid excretion in diabetic patients. Metabolism *13*, 507–512 (1964)

Pak, Ch. Y. C.: Sodium cellulose phosphate: Mechanism of action and effect on mineral metabolism. J. Pharmacol. *1*, 15–27 (1973)

Pak, Ch. Y. C.: Idiopathic renal lithiasis: New developments in evaluation and treatment.

In: Urolithiasis research. Fleisch, H., Robertson, W. G., Smith, L. H., Vahlensieck, W. (eds.) pp. 213–228, New York, London: Plenum Press 1976

Pascale, L. R., Dubin, A., Hoffman, W. S.: Influence of benemid on urinary excretion of phosphate in hypoparathyreoidism. Metabolism *3*, 462 (1954)

Pasero, G., Masini, G.: L'ipouricemia negli itteri colurici. Minerva Med. *49*, 3155 (1958)

Pellentier, P. J., Caventou, J.-B.: Examen chimique des plusiers vegetaux de la famille des colchicées et du principe actif qu'ils renferment. Ann. Chim. Phys. *14*, 69–83(1820)

Perel, J. M., Dayton, P. G., Snell, M. M., Yü, T. F., Gutman, A. B.: Studies of interactions among drugs in man at the renal level: Probenecid and sulfinpyrazone. Clin. Pharmacol. Ther. *10*, 834 (1969)

Persellin, R. H., Schmid, F. R.: The use of sulfinpyrazone in the treatment of gout. JAMA *175*, 971 (1961)

Pfleiderer, W.: Purine. In: Biochemisches Taschenbuch, Bd. I. Rauen, H. M. (Hrsg.) Berlin-Göttingen-Heidelberg: Springer 1964

Phoon, W. H., Pincherle, G.: Blood uric acid in executives. Br. J. Industr. Med. *29*, 334–337 (1972)

Pomales, R., Bieber, S., Friedman, R., Hitchings, G. H.: Augmentation of incorporation of hypoxanthine into nucleic acids by administration of inhibitor of xanthine oxidase. Biochim. Biophys. Acta *72*, 119 (1963)

Pomales, R., Elion, G. B., Hitchings, G. H.: Xanthine as precursor of nucleic acid purines in mouse. Biochim. Biophys. Acta *95*, 505 (1965)

Postlethwaite, A. E., Gutman, R. A., Kelley, W. N.: Salicylate – mediated increase in urate removal during hemodialysis: evidence of urate binding to protein in vivo. Metabolism *23*, 771 (1974)

Potter, C. F., Cadenhead, A., Simmonds, H. A., Cameron, J. S.: Differential absorption of purine nucleotides, nucleosides and bases. Adv. Exp. Med. Biol. *122 A*, 203 (1980)

Praetorius, E., Kirk, J. E.: Hypouricemia: with evidence for tubular elimination of uric acid. J. Lab. Clin. Med. *35*, 865 (1950)

Quick, A. J.: The relationship between chemical structure and physiological response, III. factors influencing the excretion of uric acid. J. Biol. Chem. *98*, 157–169 (1932)

Raivio, K. O., Becker, M. A., Meyer, L. J., Greene, M. L., Nuki, G., Seegmiller, J. E.: Stimulation of human purine synthesis de novo by fructose infusion. Metabolism *24*, 861–869 (1975)

Rauch-Janßen, A., Gröbner, W., Zöllner, N.: Untersuchungen über den Einfluß verschiedener Purin- und Pyrimidinderivate auf die Pyrimidinsynthese des Menschen. Verh. Dtsch. Ges. Inn. Med. *82*, 902 (1976)

Reynolds, E. S., Schlant, R. C., Gomick, H. C., Dammin, G. J.: Fatal massive necrosis of the liver as a manifestation of hypersensitivity to probenecid. N. Engl. J. Med. *256*, 592 (1957)

Rieselbach, R. E.: Renal handling of uric acid. Adv. Exp. Med. Biol. *76 B*, 1 (1977)

Rizzuto, V. J., Inglesby, Th. V., Grace, W. J.: Probenecid (benemid) intoxication with status epilepticus. Am. J. Med. *38*, 646 (1965)

Robertson, W. G.: Physical chemical aspects of calcium stoneformation in the urinary tract. In: Urolithiasis research. Fleisch, H., Robertson, W. G., Smith, L. H., Vahlensieck, W. (eds.), pp. 25–39. New York, London: Plenum Press 1976

Rose, W. C.: The influence of food ingestion upon endogenous purine metabolism. II. J. Biol. Chem. *48*, 575 (1921)

Rundles, R. W., Wyngaarden, J. B., Hitchings, G. H., Elion, G. B., Silberman, H. R.: Effects of a xanthine oxidase inhibitor on thiopurine metabolism, hyperuricemia and gout. Trans. Assoc. Am. Physicians *76*, 126 (1963)

Rundles, R. W., Silberman, H. R., Hitchings, G. H., Elion, G. B.: Effects of xanthine oxidase inhibitor on clinical manifestations and purine metabolism in gout. Ann. Intern. Med. *60*, 717 (1964)

Rundles, R. W., Metz, E. N., Silberman, H. R.: Allopurinol in the treatment of gout. Ann. Intern. Med. *64*, 229 (1966)

Sahebjami, H., Scalettar, R.: Effects of fructose infusion on lactate and uric acid metabolism. Lancet *I*, 366 (1971)

Sala, G., Ballabio, C. B., Amira, A., Ratti, G., Cirla, E.: Renal mechanisms for urate excretion in normal and gouty subjects. Contemp. Rheum. 1956, p. 581

Samberger, N. et al.: Harnsäuresteinbildung und Uratverstopfung der ableitenden Harnwege durch Urikosurika. Aktuelle Urologie *10*, 21–27 (1979)

Schacter, D., Manis, J. G.: Salicylate and salicyl conjugates: fluorometric estimation, biosynthesis and renal excretion in man. J. Clin. Invest. *37*, 800 (1958)

Schlierf, G., Wolfram, G.: Ernährungstherapie in der Praxis. München: J. F. Lehmanns Verlag 1975

Schmidt-Nielsen, B.: Urea excretion in mammals. Physiol. Rev. *38*, 139 (1958)

Schönthal, H., Al-Hujaj. M., Elbrechter, J.: Zur Therapie der Gicht. Dtsch. Med. Wochenschr. *97*, 1195 (1972)

Schräpler, P., Schulz, E., Kleinschmidt, A.: Pathogenesis of „Fasting Hyperuricemia" and its prophylaxis. Adv. Exp. Med. Biol. *76 B*, 278 (1976)

Schreiber, A., Waldvogel, F.: Beiträge zur Kenntnis der Harnsäureausscheidung unter physiologischen und pathologischen Verhältnissen. Arch. Exp. Path. Pharmakol. *42*, 69–82 (1899)

Scott, J. T.: Factors inhibiting the excretion of uric acid. Proc. Roy. Soc. Med. *59*, 310 (1966)

Scott, J. T., O'Brien, P. K.: Probenecid, nephrotic syndrome and renal failure. Ann. Rheum. Dis. *27*, 249 (1968)

Scott, J. T., Sturge, R. A.: The effect of weight loss on plasma and urinary uric acid and lipid levels. J. Clin. Chem. Clin. Biochem. *14*, 274–277 (1976)

Seegmiller, J. E., Grayzel, A. J., Laster, L., Liddle, L.: Uric acid production in man. J. Clin. Invest. *40*, 1304–1314 (1961)

Seegmiller, J. E., Grayzel, A. J., Howell, R. R., Plato, C.: The renal excretion of uric acid in gout. J. Clin. Invest. *41*, 1084–1098 (1962)

Seidl, O., Keller, Ch., Wolfram, G., Gröbner, W., Zöllner, N.: Longterm treatment of gout with Allopurinol. [Abstract] 15th Intern. Congr. Rheumatol. Paris, 1981

Setaishi, Ch., Horiuchi, Y., Mashimo, K.: Increase of urinary insulin excretion following probenecid administration in man. Endocr. Jpn. *17*, 421 (1970)

Sheik, M. I., Moller, I. V.: Binding of urate to proteins of human and rabbit plasma. Biochim. Biophys. Acta *158*, 456 (1968)

Shore, P. A., Brodie, B. B., Hogben, C. A. M.: The gastric secretion of drugs: a pH partition hypothesis. J. Pharmacol. Exp. Ther. *119*, 361 (1957)

Silberman, H. R., Wyngaarden, J. B.: 6-mercaptopurine as substrate and inhibitor of xanthine oxidase. Biochim. Biophys. Acta *47*, 178 (1961)

Simkin, P. A., Skeith, M. D., Healey, L. A.: Suppression of uric acid secretion in a patient with renal hypouricemia. Isr. J. Med. Sci. *9*, 1113 (1973)

Simons, F., Feldman, B., Gerety, D.: Granulomatous hepatitis in a patient receiving allopurinol. Gastroenterology *62*, 101 (1972)

Sinclair, D. S., Fox, I. H.: The pharmacology of the hypouricemic effect of benzbromarone. J. Rheumatol. *2*, 437 (1975)

Sirota, J. H., Yü, T. F., Gutman, A. B.: Effect of benemid (p-[di-n-propylsulfamy]-benzoic acid) on urate clearance and other discrete renal function in gouty subjects. J. Clin. Invest. *31*, 692 (1952)

Smythe, H. A., Ogryzlo, M. A., Murphy, E. A., Mustard, J. F.: The effect of sulfinpyrazone (Anturan) on platelet economy and blood coagulation in man. Can. Med. Ass. J. *92*, 818 (1965)

Sørenson, L. B.: Suppression of the shunt pathway in primary gout by azathioprine. Proc. Natl. Acad. Sci. USA *55*, 571 (1966)

Sørensen, L. B., Levinson, D. J.: Clinical evalution of benzbromarone. Arthr. Rheum. *19*, 183 (1976)

Sørensen, L. B., Levinson, D. J.: Isolated defect in postsecretory reabsorption of uric acid. Ann. Rheum. Dis. *39*, 180 (1980)

Spann, K. W., Gröbner, W.: Hypoxanthin im Fleisch und dessen Einfluß auf den Harnsäurestoffwechsel des Menschen. Aktuelle Ernährung, *5*, 8–11 (1980)

Spann, K. W., Gröbner, W., Zöllner, N.: Effect of hypoxanthine in meat on serum uric acid and urinary uric acid excretion. Adv. Exp. Med. Biol. *122 A*, 215–221 (1980)

Spector, T.: Inhibition of urate production by Allopurinol. Biochem. Pharmacol. *26*, 355 (1977)

Sperling, L., Weinberger, A., Oliver, I., Lieberman, U. A., deVries, A.: Familial hypouricemia, hypercalciuria and osteoporosis: a new syndrome. Isr. J. Med. Sci. *9*, 1114 (1973)

Steele, T. H., Boner, G.: Origins of the uricosuric response. J. Clin. Invest. *52*, 1368 (1973)

Steele, T. H., Rieselbach, R. E.: The renal mechanism for urate homeostasis in normal man. Am. J. Med. *43*, 868 (1967)

Steele, T. H., Rieselbach, R. E.: Renal urate excretion in normal man. Nephron *14*, 21 (1975)

Stein, H. B., Hasan, A., Fox, I. H.: Ascorbic acid-induced uricosurica. A consequence of megavitamin therapy. Ann. Intern. Med. *84*, 385 (1976)

Steller, H.: Bayern-Versicherung, München. Persönliche Mitteilung (1981)

Sternon, J., Kocheleff, P., Couturier, E., Balasse, E., Vanden-Abeele, P.: Effet hypouricémiant de la benzbromarone-étude de 24 cas. Acta Clin. Belg. *22*, 285 (1967)

Straitigos, J. D., Bartaokas, S. K., Capetanakis, Jr.: Further experiences with toxic epidermal necrolysis incriminating allopurinol, pyrazolone and derivatives. Br. J. Dermatol. *86*, 564 (1972)

Sudlow, G., Birkett, D. J., Wade, D. N.: The characterization of two specific drug binding sites on human serum albumin. Mol. Pharmacol. *11*, 824 (1975)

Talbott, J. H.: Gout. New York, London: Grune & Stratton, 1957

Talbott, J. H.: Die Gicht. Hippokrates, Stuttgart 1967

Thomas, D. W., Edwards, J. B., Gilligan, J. E., Laurence, J. R., Edwards: Complications following intravenous administration of solutions containing xylitol. J. Aust. *1*, 1238–1248 (1972)

Thompson, G. R., Duff, J. F., Robinson, W. D., Mikkelsen, W. M., Galindez, H.: Long term uricosuric therapy in gout. Arthritis Rheum. *5*, 384 (1962)

Tjandramaga, T. B., Cucinell, S. A., Israili, Z. H., Perel, J. M., Dayton, P. G., Yü, T. F., Gutman, A. B.: Observations on the disposition of Pròbenecid in patients receiving allopurinol. Pharmacology *8*, 259 (1972)

Umeda, N.: The influence of fat and carbohydrate on the excretion of endogenous purines in the urine of dog and man. Biochem. J. *9*, 421–438 (1915)

Verstraete, M., Vermylen, J., Claeys, H.: Dissimilar effect of two anti-anginal drugs belonging to the benzofuran group on the action of coumarin derivatives. Arch. Intern. Pharmacodyn. Ther. *176*, 33 (1968)

Vesell, E. S., Passananti, S. T., Greene, F. E., Page, J. G.: Genetic control of drug levels and of the induction of drugmetabolizing enzymes in man, individual variability in the extent of allopurinol and nortryptiline inhibition of drug metabolism. Ann. N. Y. Acad. Sci. *179*, 752 (1971)

166

Walaszek, E. J., Kocsis, J. J., Le Roy, G. V., Geiling, E. M. K.: Studies on the excretion of radioactive colchicine. Arch. Int. Pharmacodyn. Ther. *125*, 371–382 (1960)

Wallace, S. L.: Colchicine and new anti-inflammatory drugs in the treatment of acute gout. Arthritis Rheumat. *18*, 847–850 (1975)

Wallace, S. L., Ertel, N. H.: Pharmacology of drugs used in treatment of acute gout. In: Uric acid. (Eds. Kelley, W. N., Weiner, I. M.) pp 525–555, Berlin, Heidelberg, New York: Springer-Verlag, 1978

Wallace, S. L., Bernstein, D., Diamond, H.: Diagnostic value of the colchicine therapeutic trial. JAMA *199*, 525–528 (1967)

Wallace, S. L., Omokuku, B., Ertel, N. H.: Colchicine plasma levels. Implications as to pharmacology and mechanism of action. Am. J. Med. *48*, 443–448 (1970)

Wallmüller-Strycker, A., Walther, B., Gröbner, W., Zöllner, N.: Zwei seltene neurologische Komplikationen der Gicht. Vortrag: 19. Tagung der Deutschen Gesellschaft für Rheumatologie, 30. 9.–4. 10. 1980, Konstanz

Walter-Sack, I., Gröbner, W., Zöllner, N.: Verlauf der Oxipurinolspiegel im Plasma nach akuter und chronischer Gabe von Allopurinol in verschiedenen galenischen Zubereitungen. Arzneim. Forsch. *29*, 839 (1979)

Walther, B., Bauer, H., Gröbner, W., Zöllner, N.: Karpaltunnelsyndrom bei Gicht. Dtsch. Med. Wochenschr. (im Druck)

Waslien, C. I., Calloway, D. H., Margen, S.: Uric acid production of men fed graded amounts of egg protein and yeast nucleic acid. Am. J. Clin. Nutr. *21*, 892–897 (1968)

Waslien, C. J., Calloway, D. H., Margen, S., Costa, F.: Uric acid levels in men fed algae and yeast as protein sources. J. Food Sci. *35*, 294–298 (1970)

Watts, R. W. E., Watts, J. E. M., Seegmiller, J. E.: Xanthine oxidase activity in human tissues and its inhibition by allopurinol (4-hydroxypyrazolo-(3,4-d)pyrimidine). J. Lab. Clin. Invest. *66*, 688 (1965)

Watts, R., Scott, J. T., Chalmers, R. A., Bitensky, L., Chayeni, J.: Microscopic studies on skeletal muscle in gout patients treated with allopurinol. Clin. Sci. *41*, 153 (1971)

Webb, D. I., Chodos, R. B., Mahler, C. Q., Faloon, W. W.: Mechanism of vitamin B_{12} malabsorption in patients receiving colchicine. N. Engl. J. Med. *279*, 845–850 (1968)

Weiner, I. M.: Transport of weak acids and bases. In: Handbook of Physiology, Section 8. Renal Physiology. Orloff, J., Berliner, R. W. (eds.) p 521. Washington D. C.: Am. Physiol. Soc. 1973

Weiner, I. M., Mudge, G. H.: Renal tubular mechanisms for excretion of organic acids and basis. Am. J. Med. *36*, 743 (1964)

Weiner, 1. M., Washington, J. A., Mudge, G. H.: On the mechanism of action of probenecid on renal tubular secretion. Bull. Johns Hopkins Hosp. *106*, 336 (1960)

Weiner, I. M. Blanchard, K. C., Mudge, G. H.: Factors influencing renal excretion of foreign organic acids. Am. J. Physiol. *207*, 953 (1964)

Weinshilboum, R. M., Geldstein, J. L., Kelley, W. N.: Prolonged hypouricemia associated with acute chlorprothixene ingestion. Arthrits Rheum. *18*, 739 (1975)

Whitehouse, M. W., Kippen, I., Klinenberg, J. R., Schlosstein, L., Campion, D. S., Bluestone, R.: Increasing excretion of urate with displacing agent in man. Ann. N. Y. Acad. Sci. *226*, 309 (1973)

Wildman, W. C., Pursey, B. A.: Colchicine and related compounds. In: The alkaloids, Vol. II. New York: Academic Press 1968

Wilson, D., Bishop, C., Talbott, J. H.: Factorial experiment to test the effect of various types of diets on uric acid excretion of normal human subjects. J. Appl. Physiol. *4*, 560–565 (1952)

Wolfson, W. Q., Levine, R., Tinsley, M.: The transport and excretion of uric acid in man. I. True uric acid in cerebrospinal fluid in plasma, and in ultrafiltrates of plasma. J. Clin. Invest. *26*, 991 (1947)

Woods, H. F., Krebs, H. A.: Xylitol metabolism in the isolated perfused rat liver. Biochem. J. *134*, 437–443 (1973)

Woods, H. F., Eggleston, L. V., Krebs, H. A.: The cause of hepatic accumulation of fructose 1-phosphate on fructose loading. Biochem. J. *119*, 501–510 (1970)

Wood, M. H., Sebel, E., O'Sullivan, W. J.: Allopurinol and thiazides. Lancet *I*, 751 (1972)

Wood, M. H., O'Sullivan, W. J., Wilson, M., Tiller, D. J.: Potentiation of an effect of allopurinol on pyrimidine metabolism by chlorothiazide in man. Clin. Exp. Pharmacol. Physiol. *1*, 53 (1974)

Wyngaarden, J. B.: The effect of phenylbutazone on uric acid metabolism in two normal subjects. J. Clin. Invest. *34*, 256 (1955)

Wyngaarden, J. B., Kelley, W. N.: Gout: The metabolic basis of inherited disease, 3rd ed. Stanbury, J. B., Wyngaarden, J. B., Fredrickson, D. S. (eds.) p 889, New York: McGraw Hill, 1972

Wyngaarden, J. B., Kelley, W. N.: Gout and hyperuricemia. New York, San Francisco, London: Grune & Stratton 1976

Wyngaarden, J. B., Rundles, R. W., Silberman, H. R., Hunter, S.: Control of hyperuricemia with hydroxypyrazolo-pyrimidine, a purine analogue, which inhibits uric acid synthesis. Arthritis Rheum. *6*, 306 (1963)

Wyngaarden, J. B., Rundles, R. W., Metz, E. N.: Allopurinol in the treatment of gout. Ann. Intern. Med. *62*, 842 (1965)

Yü, T. F.: Pharmacokinetic and clinical studies of a new uricosuric agent-benzbromarone. J. Rheumatol. *3*, 305 (1976)

Yü, T. F., Berger, L.: Milestones in the treatment of gout. Am. J. Med. *56*, 676–685 (1974)

Yü, T. F., Gutman, A. B.: Ultrafilterability of plasma urate in man. Proc. Soc. Exp. Biol. Med. *74*, 21 (1953)

Yü, T. F., Gutman, A. B.: Paradoxical retention of uric acid by uricosuric drugs in low dosage. Proc. Soc. Exp. Biol. Med. *90*, 542 (1955)

Yü, T. F., Gutman, A. B.: Study of the paradoxical effects of salicylate in low, intermediate and high dosage on the renal mechanisms for excretion of urate in men. J. Clin. Invest. *38*, 1298 (1959)

Yü, T. F., Gutman, A. B.: Efficacy of colchicine prophylaxis in gout: prevention of recurrent gouty arthritis over a mean period of five years in 208 gouty subjects. Ann. Intern. Med. *55*, 179–192 (1961)

Yü, T. F.: Gutman, A. B.: Effect of allopurinol (4-hydroxypyrazolo-(3,4-d)-pyrimidine) on serum and urinary uric acid in primary and secondary gout. Am. J. Med. *37*, 885 (1964)

Yü, T. F., Perel, J.: Pharmacokinetic and clinical studies of Carprofen in gout. J. Clin. Pharmacol. *20*, 347 (1980)

Yü, T. F., Burns, J. J., Gutman, A. B.: Results of clinical trial of G-28 315, a sulfoxide analog of phenylbutazone, as a uricosuric agent in gouty subjects. Arthritis Rheum. *1*, 532 (1958)

Yü, T. F., Sirota, J. H., Berger, L., Halpern, M., Gutman, A. B.: Effect of sodium lactate infusion on urate clearence in man. Proc. Soc. Exp. Biol. *96*, 809–813 (1957)

Yü, T. F., Berger, L., Stone, D. J., Wolf, J., Gutman, A. B.: Effect of pyrazinamide and pyrazinoid acid on urate clearance and other discrete renal functions. Proc. Soc. Exp. Biol. Med. *96*, 264 (1957)

Yü, T. F., Adler, M., Bobrow, E., Gutman, A. B.: Plasma and urinary amino acids in primary gout, with special reference to glutamine. J. Clin. Invest. *48*, 885–894 (1961)

Yü, T. F., Dayton, P. G., Gutman, A. B.: Mutual suppression of the uricosuric effects of

168

sulfinpyrazone and salicylate: a study of interactions between drugs. J. Clin. Invest. *42*, 1330 (1963)

Yü, T. F., Kaung, C., Gutman, A. B.: Effect of glycine loading on plasma and urinary uric acid and amino acids in normal and gouty subjects. Am. J. Med. *49*, 352 (1970)

Yü, T. F., Perel, J., Berger, L., Roboz, J., Israili, Z. H., Dayton, P. G.: The effect of interaction of pyrazinamide and probenecid on urinary uric acid excretion in man. Am. J. Med. *63*, 723 (1977)

Yü, T. F., Berger, L., Dorf, D. J., Smith, H.: Renal function in gout. V. Factors influencing the renal hemodynamics. Am. J. Med. *67*, 766–771 (1979)

Zöllner, N.: Nucleinstoffwechsel. In: Thannhausers Lehrbuch des Stoffwechsels und der Stoffwechselkrankheiten. Zöllner, N. (Hrsg.). Stuttgart: Thieme 1957

Zöllner, N.: Moderne Gichtprobleme. Erg. d. Inn. Med. und Kinderheilkunde *14*, 321–389 (1960)

Zöllner, N.: Die Behandlung der Gicht und der Uratnephrolithiasis mit Allopurinol. Verh. Dtsch. Ges. Inn. Med. *72*, 781 (1966)

Zöllner, N.: Die Gichtniere. In: Handbuch der Inneren Medizin. Bd. 8/3. Schwiegk, H. (Hrsg.). Berlin, Heidelberg, New York: Springer 1968

Zöllner, N.: Sekundäre Hyperuricämie und sekundäre Gicht. In: Handbuch der inneren Medizin, Bd. 7/3. Zöllner, N., Gröbner, W. (Hrsg.), S. 164–175. Berlin, Heidelberg, New York: Springer 1976

Zöllner, N., Gröbner, W.: Die Wirkung von Cumarin-, Indandion- und Benzofuranderivaten auf die renale Harnsäureausscheidung. Dtsch. Med. Wochenschr. *94*, 2652 (1969)

Zöllner, N., Gröbner, W.: Der unterschiedliche Einfluß von Allopurinol auf die endogene und exogene Uratquote. Eur. J. Clin. Pharmacol. *3*, 56 (1970)

Zöllner, N., Gröbner, W.: Influence of oral ribonucleic acid on orotaciduria due to allopurinol administration. Z. Ges. Exp. Med. *156*, 317 (1971)

Zöllner, N., Gröbner, W.: Der Einfluß verschiedener Purin- und Pyrimidinnukleoside auf die Pyrimidinsynthese des Menschen. Verh. Dtsch. Ges. Inn. Med. *84*, 1129 (1978)

Zöllner, N.: Diät bei Gicht und Harnsäuresteinen. Thienemann: Stuttgart 1981

Zöllner, N., Schattenkirchner, M.: Allopurinol in der Behandlung der Gicht und der Harnsäurenephrolithiasis. Dtsch. Med. Wochenschr. *92*, 654 (1967)

Zöllner, N., Stern, G., Gröbner, W., Dofel, W.: Über die Senkung des Harnsäurespiegels im Plasma durch Benzbromaron. Klin. Wochenschr. *46*, 1318 (1968)

Zöllner, N., Dofel, W., Gröbner, W.: Die Wirkung von Benzbromaron auf die renale Harnsäureausscheidung Gesunder. Klin. Wochenschr. *48*, 426 (1970a)

Zöllner, N., Griebsch, A., Fink, J. K.: Über die Wirkung von Benzbromaronum auf den Serumharnsäurespiegel und die Harnsäureausscheidung des Gichtkranken. Dtsch. med. Wochenschr. *95*, 2405 (1970b)

Zöllner, N., Griebsch, A., Gröbner, W., Hector, G., Schattenkirchner, M.: Klinische Erfahrungen mit dem neuen Uricosuricum Benzbromaronum. Verh. Dtsch. Ges. Inn. Med. *76*, 853 (1970c)

Zöllner, N., Griebsch, A., Gröbner, W., Hector, G., Schattenkirchner, M. (1970d) unveröffentlichte Ergebnisse; zitiert nach Gröbner und Zöllner (1976)

Zöllner, N., Griebsch, A., Gröbner, W.: Einfluß verschiedener Purine auf den Harnsäurestoffwechsel. Ernähr. Umsch. *3*, 79–82 (1972)

Zöllner, N., Griebsch, A.: Diet in gout. Adv. Exp. Med. Biol. *41 B*, (1974)

Zöllner, N., Rauch-Janßen, A., Gröbner, W.: Partielle Aufhebung der Allopurinolinduzierten Orotacidurie durch Ribonukleotide. Verh. Dtsch. Ges. Inn. Med. *81*, 1466 (1975)

Zöllner, N., Gröbner, W.: Dietary feedback regulation of purine and pyrimidine biosynthesis in man. CIBA Foundation Symp. *48*, 165 (1977)
Zöllner, N., Gröbner, W.: Dietary feedback regulation of purine and pyrimidine biosynthesis in man. CIBA Found. Symp. *48*, 165 (1977)